外经微言

（清）陈士铎　撰

张伟声　点校

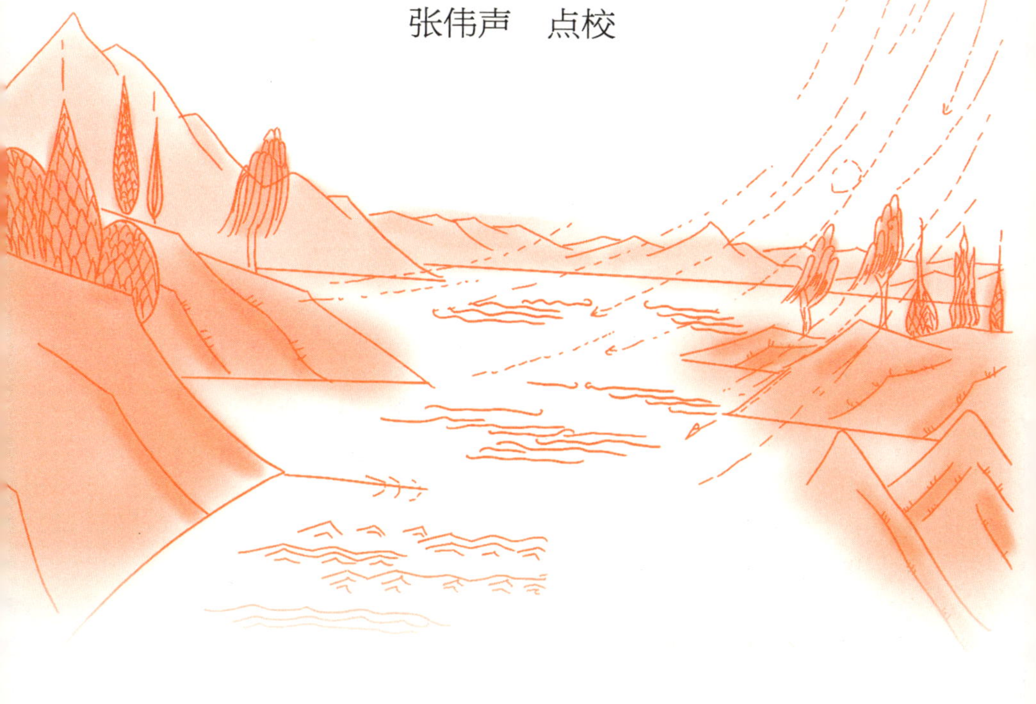

华龄出版社
HUALING PRESS

图书在版编目（CIP）数据

外经微言 /（清）陈士铎撰；张伟声点校．-- 北京：华龄出版社，2025. 3. -- ISBN 978-7-5169-2969-8

Ⅰ. R22

中国国家版本馆 CIP 数据核字第 2025MH4389 号

责任编辑　郑雍　　　责任印制　李未圻

书　名	外经微言	作　者	（清）陈士铎　撰 张伟声　点校
出　版 发　行	华龄出版社 HUALING PRESS		
社　址	北京市东城区安定门外大街甲 57 号	邮　编	100011
发　行	（010）58122255	传　真	（010）84049572
承　印	水印书香（唐山）印刷有限公司		
版　次	2025 年 3 月第 1 版	印　次	2025 年 3 月第 1 次印刷
规　格	880mm × 1230mm	开　本	1/32
印　张	6	字　数	124 千字
书　号	ISBN 978-7-5169-2969-8		
定　价	58.00 元		

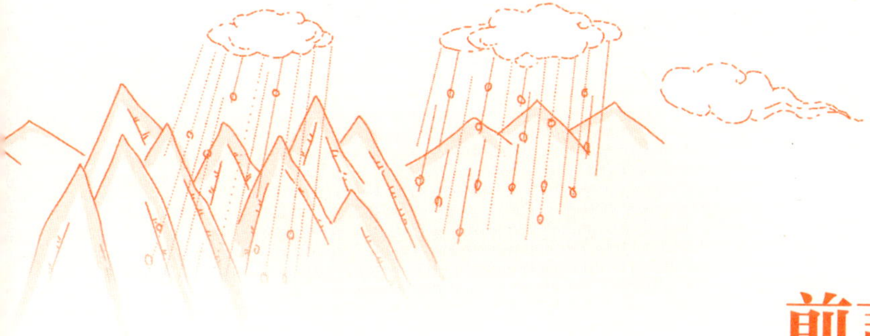

前言

《外经》之名，始见于《汉书·艺文志》，此后的史书均未再提及。《外经微言》原题《外经·岐伯天师传》，陈士铎述，是天津市卫生职工医学院图书馆所藏，版本为清嘉庆二十年乙亥（1815 年）静乐堂抄本，为国内现知孤本。全书共九卷，每卷九篇，共八十一篇。卷首有“岐伯天师传，山阴陈士铎号远公又号朱华子述”字样。本次整理，即以此作为底本。

《外经微言》畅论了顺逆、天癸、月经、子嗣、寿夭、脏腑、经络、三才、四时、五运、六气、八风、伤寒、春温、移寒、善养、寒热等，重点对养生和五行理论，以及临证应用进行了阐发，从安心、守神、保精等方面论述了养生之道。肺金篇、肝木篇等十三篇专门论述五脏六腑的生克关系和宜忌常变的原理以及脏腑病变的治疗原则，发展了《黄帝内经》的五行生克思想，阐发了《黄帝内经》的经络学说、六气学说，是传统中医的活水源头。

本书适合有志于研究《外经微言》的读者朋友们阅读参考。

编者

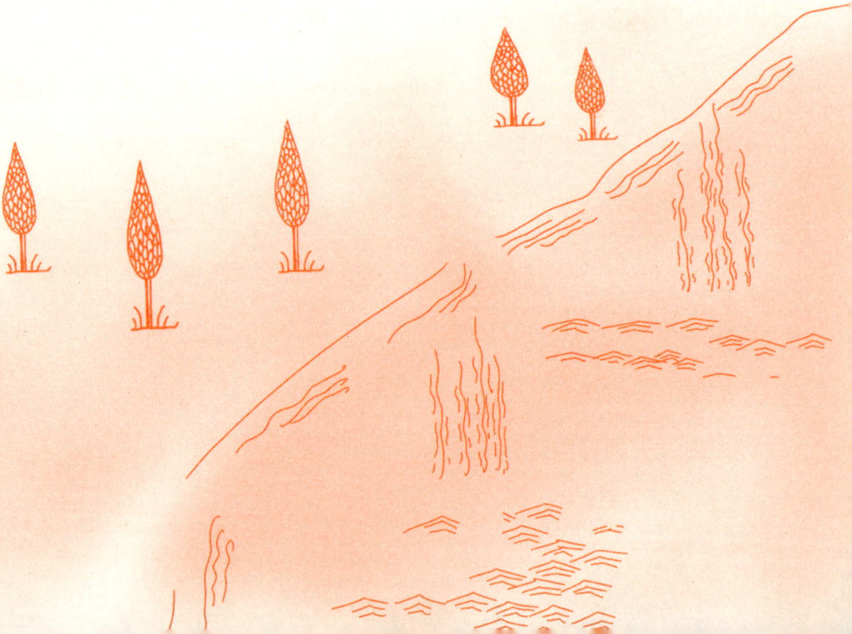

目录

第一卷

第二卷

第三卷

第四卷

第五卷

第六卷

第七卷

第八卷

第九卷

第一卷

阴阳颠倒篇第一

【原文】

黄帝闻广成子窈窈冥冥之旨，叹广成子之谓天矣！退而夜思，尚有未获。

遣鬼臾区问于岐伯天师曰：帝问至道于广成子。广成子曰：至道之精，窈窈冥冥；至道之极，昏昏默默。无视无听，抱神以静，形将自正。必静必清。无劳汝形，无摇汝精，无思虑营营，乃可以长生。目无所见，耳无所闻，心无所知，汝神将守汝形，形乃长生。慎汝内，闭汝外，多知为败。我为汝遂于大明之上矣，至彼至阳之原也；为汝入于窈冥之门矣，至彼至阴之原也。天地有官，阴阳有藏，慎守汝身，物将自壮，我守其一，以处其和，故身可以不老也。天师必知厥义，幸明晰之。

岐伯稽首奏曰：大哉言乎！非吾圣帝，安克闻至道哉？帝明知故问，岂欲传旨于万祀乎，何心之仁也。臣愚，何足知之。然仁圣明问，敢备述以闻。窈冥者，阴阳之谓也。昏默者，内外之词也。视听者，耳目之语也。至道无形而有形，有形而实无形。无形藏于有形之中，有形化于无形之内，始能形与神全，精与神合乎。

鬼臾区曰：诺。虽然，师言微矣，未及其妙也。

岐伯曰：乾坤之道，不外男女。男女之道，不外阴阳。阴阳之道，不外顺逆。顺则生，逆则死也。阴阳之原，即颠倒之术也。世人皆顺生，不知顺之有死；皆逆死，不知逆之有生，故未老先衰矣。广成子之教，示帝行颠倒之术也。

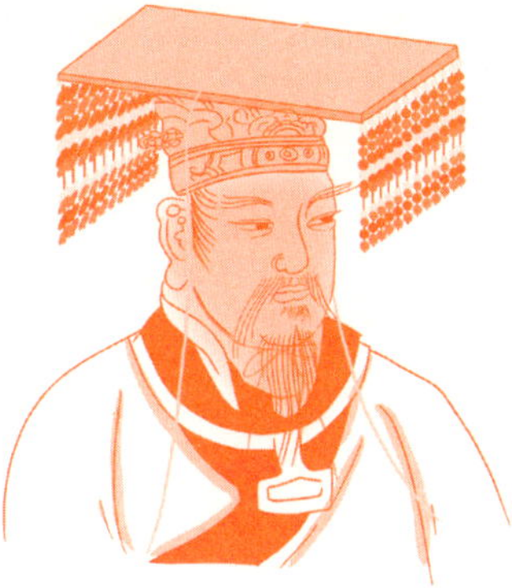
黄帝

鬼臾区赞曰：何言之神乎。虽然，请示其原。

岐伯曰：颠倒之术，即探阴阳之原乎！窈冥之中有神也，昏默之中有神也，视听之中有神也。探其原而守神，精不摇矣。探其原而保精，神不驰矣。精固神全，形安能敝乎。

鬼臾区覆奏帝前。

帝曰：俞哉，载之《外经》，传示臣工，使共闻至道，同游于无极之野也。

陈士铎曰：本篇帝问而天师答之，乃首篇之论也。问不止黄帝，而答止天师者，帝引天师之论也。帝非不知阴阳颠倒之术，明知故问，亦欲尽人皆知广成子之教也。

顺逆探原篇第二

【原文】

伯高太师问于岐伯曰：天师言颠倒之术，即探阴阳之原也，其旨奈何?

岐伯不答。

再问曰：唯唯。

三问岐伯，叹曰：吾不敢再隐矣！夫阴阳之原者，即生克之道也。颠倒之术者，即顺逆之理也。知颠倒之术，即可知阴阳之原矣。

伯高曰：阴阳不同也。天之阴阳，地之阴阳，人身之阴阳，男女之阴阳，何以探之哉?

岐伯曰：知其原亦何异哉。

伯高曰：请显言其原。

岐伯曰：五行顺生不生，逆死不死。生而不生者，金生水而克水，水生木而克木；木生火而克火，火生土而克土，土生金而克金，此害生于恩也。死而不死者，金克木而生木，木克土而生土，土克水而生水，水克火而生火，火克金而生金，此仁生于义也。夫五行之顺，相生而相克；五行之逆，不克而不生。逆之至者，顺之至也。

伯高曰：美哉言乎！然何以逆而顺之也?

岐伯曰：五行之顺，得土而化。五行之逆，得土而神。土以合之，土以成之也。

伯高曰：余知之矣。阴中有阳，杀之内以求生乎？阳中有阴，生之内以出死乎？余与帝同游于无极之野也。

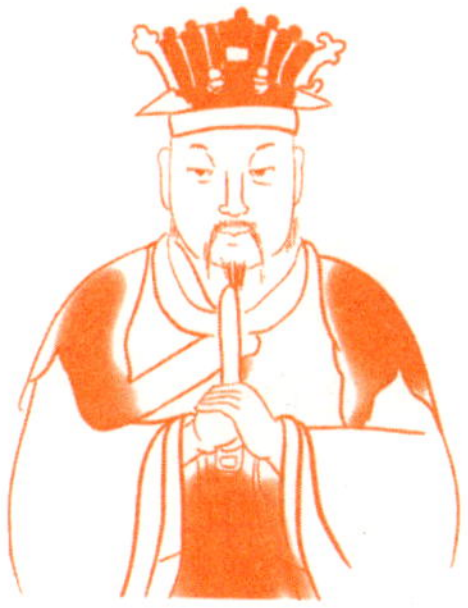

岐伯

岐伯曰：逆而顺之，必先顺而逆之。绝欲而毋为邪所侵也，守神而毋为境所移也，炼气而毋为物所诱也，保精而毋为妖所耗也。服药饵以生其津，慎吐纳以添其液，慎劳逸以安其髓，节饮食以益其气，其庶几乎？

伯高曰：天师教我以原者全矣。

岐伯曰：未也，心死则身生，死心之道，即逆之之功也。心过死则身亦不生，生心之道，又顺之之功也。顺而不顺，始成逆而不逆乎。

伯高曰：志之矣，敢忘秘诲哉。

陈士铎曰：伯高之问，亦有为之问也。顺中求逆，逆处求顺，亦死克之门也。今奈何求生于顺乎？于顺处求生，不若于逆处求生之为得也。（此“逆”字，知者自知，迷者自迷。诸君自扪其心，知否。）

回天生育篇第三

【原文】

雷公问曰：人生子嗣，天命也，岂尽非人事乎？

岐伯曰：天命居半，人事居半也。

雷公曰：天可回乎？

岐伯曰：天不可回，人事则可尽也。

雷公曰：请言人事。

岐伯曰：男子不能生子者，病有九；女子不能生子者，病有十也。

雷公曰：请晰言之。

岐伯曰：男子九病者：精寒也，精薄也，气馁也，痰盛也，精涩也，相火过旺也，精不能射也，气郁也，天厌也。女子十病者：胞胎寒也，脾胃冷也，带脉急也，肝气郁也，痰气盛也，相火旺也，肾水衰也，任督病也，膀胱气化不行也，气血虚而不能摄也。

雷公曰：然则治之奈何？

岐伯曰：精寒者，温其火乎；精薄者，益其髓乎；气馁者，壮其气乎；痰盛者，消其涎乎；精涩者，顺其水乎；火旺者，补其精乎；精不能射者，助其气乎；气郁者，舒其气乎；天厌者，增其势乎。则男子无子而可以有子矣，不可徒益其相火也。胞胎冷者，温其胞胎乎；脾胃冷者，暖其脾胃乎；带脉急者，缓其带脉乎；肝气郁者，开其肝气乎；痰气盛者，消其痰气乎；

相火旺者，平其相火乎；肾水衰者，滋其肾水乎；任督病者，理其任督乎；膀胱气化不行者，助其肾气以益膀胱乎；气血不能摄胎者，益其气血以摄胎乎。则女子无子而可以有子矣，不可徒治其胞胎也。

雷公曰：天师之言，真回天之法也。然用天师法，男女仍不生子，奈何？

岐伯曰：必夫妇德行交亏也。修德以宜男，岂虚语哉。

陈士铎曰：男无子有九，女无子有十，似乎女多于男也。谁知男女皆一乎？知不一而一者，大约健其脾胃为主，脾胃健而肾亦健矣，何必分男女哉。

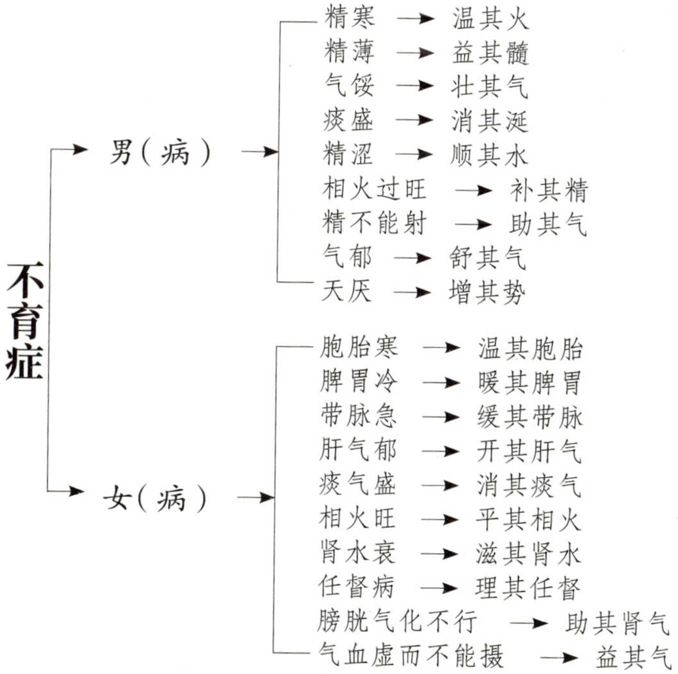

男女不育症治疗示意图

天人寿夭篇第四

【原文】

伯高太师问岐伯曰：余闻形有缓急，气有盛衰，骨有大小，肉有坚脆，皮有厚薄，可分寿夭，然乎？

岐伯曰：人有形则有气，有气则有骨，有骨则有肉，有肉则有皮。形必与气相合也，皮必与肉相称也，气血经络必与形相配也。形充而皮肤缓者寿，形充而皮肤急者夭。形充而脉坚大者，气血之顺也，顺则寿。形充而脉小弱者，气血之衰也，衰则危。形充而颧不起者，肉胜于骨也，骨大则寿，骨小则夭。形充而大，肉（䐃）坚有分理者，皮胜于肉也，肉疏则夭，肉坚则寿。形充而大，肉无分理者，皮仅包乎肉也，肉厚寿，肉脆夭。此天生，人不可强也，故见则定人寿夭，即可测人生死矣。

少师问曰：诚若师言，人之寿夭，天定之矣，无豫于人乎？

岐伯曰：寿夭定于天，挽回天命者，人也。寿夭听于天，戕贼其形骸，泻泄其精髓，耗散其气血，不必至天数而先夭者，天不任咎也。

少师曰：夭可回乎？

岐伯曰：天不可回，而夭可节也。节天之有余，补人之不足，不亦善全其天命乎。

伯高太师闻之曰：岐天师真善言天也。世人贼夭之不足，乌能留人之有余哉。

少师曰：伯高非知在人之夭者乎。在天之夭难回也，在人之夭易延也，吾亦修吾之天，以全天命乎。

> **陈士铎曰**：天之夭难延，人之夭易延，亦训世延人之夭也。伯高之论，因天师之教而推广之，不可轻天师而重伯高也。

寿命长短的推测

通过形体与气血的对比，可以了解一个人的健康状况，进而推测这个人的寿命长短。这种方法也可以用来了解患者身体健康状况的走向。

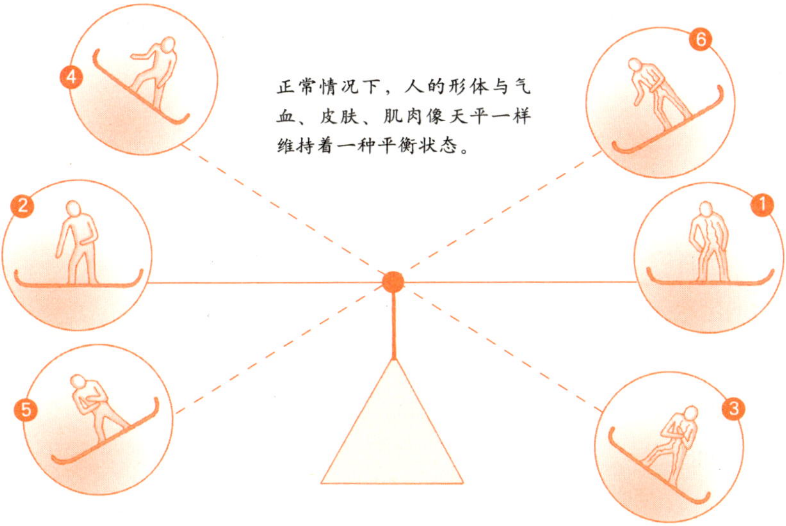

1. 形体充盈且皮肤舒缓的人长寿，形体充盈但皮肤拘急的人短命。
2. 形体充盈且脉象坚大的人气血顺畅，气血顺畅的就会长寿。
3. 形体充盈但是脉象小弱的人气血衰弱，气血衰弱就会有危险。
4. 形体充盈且颧骨不高起的人，骨骼大的就会长寿，骨骼小的就会夭折。
5. 形体充盈且壮硕，肌肉坚实纹理分明，说明皮肤胜过肌肉，肌肉疏松就会短命，肌肉坚实就会长寿。
6. 形体充盈且壮硕，肌肉没有纹理的，肌肉厚实就会长寿，肌肉松脆就会短命。

命根养生篇第五

【原文】

伯高太师复问岐伯曰：养生之道，可得闻乎？

岐伯曰：愚何足以知之。

伯高再问。

岐伯曰：人生天地之中，不能与天地并久者，不体天地之道也。天赐人以长生之命，地赐人以长生之根。天地赐人以命根者，父母予之也。合父母之精以生人之身，则精即人之命根也。魂魄藏于精之中，魂属阳，魄属阴。魂趋生，魄趋死。夫魂魄皆神也，凡人皆有。神内存则生，外游则死。魂最善游，由于心之不寂也。广成子谓：抱神以静者，正抱心而同寂也。

伯高曰：夫精者，非肾中之水乎？水性主动，心之不寂者，不由于肾之不静乎？

岐伯曰：肾水之中，有真火在焉。水欲下而火欲升，此精之所以不静也，精一动而心摇摇矣。然而制精之不动，仍在心之寂也。

伯高曰：吾心寂矣，肾之精欲动，奈何？

岐伯曰：水火原相须也，无火则水不安，无水则火亦不安。制心而精动者，由于肾水之涸也，补先天之水以济心，则精不动而心易寂矣。

陈士铎曰：精出于水，亦出于水中之火也。精动由于火动，火不动则精安能摇乎？可见精动由于心动也。心动之极，则水火俱动矣，故安心为利精之法也。

救母篇第六

【原文】

容成问于岐伯曰：天癸之水，男女皆有之，何以妇人经水谓之天癸乎？

岐伯曰：天癸水，壬癸之水也。壬水属阳，癸水属阴。二水者，先天之水也。男为阳，女为阴，故妇人经水以天癸名之。其实壬癸未尝不合也。

容成曰：男子之精不以天癸名者，又何故欤？

岐伯曰：精者，合水火名之，水中有火，始成其精。呼精而壬癸之义已包于内，故不以天癸名之。

容成曰：精与经同一水也，何必两名之？

岐伯曰：同中有异也。男之精守而不溢；女之经满而必泄也。癸水者，海水也，上应月，下应潮。月有盈亏，潮有往来，女子之经水应之，故潮汐月有信，经水亦月有期也。以天癸名之，别其水为癸水，随天运为转移耳。

容成曰：其色赤者何也？

岐伯曰：男之精，阳中之阴也，其色白；女之经，阴中之阳也，其色赤。况流于任脉，通于血海，血与经合而成浊流矣。

容成曰：男之精亏而不溢者，又何也？

岐伯曰：女子阴有余，阳不足，故满而必泄。男子阳有余，阴不足，故守而不溢也。

容成曰：味咸者何也？

岐伯曰：壬癸之水，海水也。海水味咸，故天癸之味应之。

容成曰：女子二七经行，稚女不行经何也?

岐伯曰：女未二七，则任冲未盛，阴气未动，女犹纯阳也，故不行经耳。

容成曰：女过二七，不行经而怀孕者，又何也?

岐伯曰：女之变者也，名为暗经，非无经也。无不足，无有余，乃女中最贵者。终身不字，行调息之功，必长生也。

容成问曰：妇女经水，上应月，下应潮，宜月无愆期矣，何以有至有不至乎?

岐伯曰：人事之乖违也。天癸之水，生于先天，亦长于后天也。妇女纵欲伤任督之脉，则经水不应月矣。怀抱忧郁以伤肝胆，则经水闭而不流矣。

容成曰：其故何也?

岐伯曰：人非水火不生，火乃肾中之真火，水乃肾中之真水也。水火盛则经盛，水火衰则经衰。任督脉通于肾，伤任督未有不伤肾者。交接时纵欲泄精，精伤，任督之脉亦伤矣。任督脉伤，不能行其气于腰脐，则带脉亦伤，经水有至有不至矣。夫经水者，火中之水也。水衰不能制火，则火炎水降，经水必先期至矣。火衰不能生水，则水寒火冷，经水必后期至矣。经水之愆期，因水火之盛衰也。

容成曰：肝胆伤而经闭者，谓何?

岐伯曰：肝藏血者也。然又最喜疏泄，胆与肝为表里也。胆木气郁，肝木之气亦郁矣。木郁不达，任冲血海皆抑塞不通，久则血枯矣。

容成曰：木郁何以使水之闭也？

岐伯曰：心肾无咎不交者也。心肾之交接，责在胞胎，亦责在肝胆也。肝胆气郁，胞胎上交肝胆，不上交于心，则肾之气亦不交于心矣。心肾之气不交，各脏腑之气抑塞不通，肝克脾，胆克胃，脾胃受克，失其生化之司，何能资于心肾乎？水火未济，肝胆之气愈郁矣。肝胆久郁，反现假旺之象，外若盛，内实虚。肾因子虚，转去相济涸水，而郁火焚之，木安有余波以下泄乎？此木郁所以水闭也。

鬼臾区问曰：气郁则血闭，血即经乎？

岐伯曰：经水非血也。

鬼臾区曰：经水非血，何以血闭而经即断乎？

岐伯曰：经水者，天一之水也，出于肾经，故以经水名之。

鬼臾区曰：水出于肾，色宜白矣，何赤乎？

岐伯曰：经水者，至阴之精，有至阳之气存焉，故色赤耳，非色赤即血也。

鬼臾区曰：人之肾有补无泻，安有余血乎？

岐伯曰：经水者，肾气所化，非肾精所泄也。女子肾气有余，故变化无穷耳。

鬼臾区曰：气能化血，各经之血不从之而泄乎？

岐伯曰：肾化为经，经化为血，各经气血无不随之而各化矣。是以肾气通则血通，肾气闭则血闭也。

鬼臾区曰：然则气闭宜责在肾矣，何以心肝脾之气郁而经亦闭也？

岐伯曰：肾水之生，不由于三经；肾水之化，实关于三经也。

鬼臾区曰：何也?

岐伯曰：肾不通肝之气，则肾气不能开；肾不交心之气，则肾气不能上；肾不取脾之气，则肾气不能成。盖交相合而交相化也。苟一经气郁，气即不入于肾，而肾气即闭矣。况三经同郁，肾无所资，何能化气而成经乎。是以经闭者，乃肾气之郁，非止肝血之枯也。倘徒补其血，则郁不宣反生火矣，徒散其瘀，则气益微反耗精矣。非惟无益，而转害之也。

鬼臾区曰：大哉言乎！请勒之金石，以救万世之母乎。

陈士铎曰：一篇救母之文，真有益于母者也。讲天癸无余义，由于讲水火无余义也。水火之不通，半成于人气之郁。解郁之法，在于通肝胆也，肝胆通则血何闭哉！正不必又去益肾也，谁知肝胆不郁，而肾受益乎！郁之害，亦大矣。

红铅损益篇第七

【原文】

容成问曰：方士采红铅接命，可为训乎？

岐伯天师曰：慎欲者，采之服食延寿；纵欲者，采之服食丧躯。

容成曰：人能慎欲，命自可延，何藉红铅乎？

岐伯曰：红铅，延景丹也。

容成曰：红铅者，天癸水也。虽包阴阳之水火，溢满于外，则水火之气尽消矣，何以接命乎？

岐伯曰：公之言论天癸则可，非论首经之红铅也。经水甫出户辄色变，独首经之色不遽变者，全其阴阳之气也。男子阳在外，阴在内；女子阴在外，阳在内。首经者，坎中之阳也。以坎中之阳补离中之阴，益乎？不益乎？独补男有益，补女有损。补男者，阳以济阴也；补女者，阳以亢阳也。

容成曰：善。

陈士铎曰：红铅何益于人，讲无益而成有益者，辨其既济之理也，谁谓方士非恃之以接命哉。

初生微论篇第八

【原文】

容成问曰：人之初生，目不能睹，口不能餐，足不能履，舌不能语，三月而后见，八月而后食，期岁而后行，三年而后言，其故何也？

岐伯曰：人之初生，两肾水火未旺也。三月而火乃盛，故两目有光也。八月而水乃充，故两龈有力也。期岁则髓旺而膑生矣。三年则精长而囟合矣。男十六天癸通，女十四天癸化。

容成曰：男以八为数，女以七为数，予知之矣。天师于二八、二七之前，《内经》何未言也？

岐伯曰：《内经》首论天癸者，叹天癸难生易丧也。男必至十六而天癸满，年未十六皆未满之日也；女必至十四而天癸盈，年未十四皆未满之日也。既满既盈，又随年俱耗，示人宜守此天癸也。

容成曰：男八八之后犹存，女七七之后仍在，似乎天癸之未尽也。天师何以七七、八八之后不再言之欤？

岐伯曰：予论常数耳。常之数可定，变之数不可定也，予所以论常不论变耳。

陈士铎曰：人生以天癸为主，有则生，无则死也。常变之说，惜此天癸也。二七、二八之论，亦可言而言之，非不可言而不言也。

《外经》重视肾精的思想是前后一致

论点	来源
“精固神全，形安敝乎?”	《阴阳颠倒篇第一》
“戕贼其形骸，泻泄其精髓，必先天亡!”	《天人寿夭篇第四》
“合父母之精以生人之身，则精即人命根也。”	《命根养生篇第五》
“男之精和女之经皆出于肾精。”	《救母篇第六》

骨阴篇第九

【原文】

鸟师问于岐伯曰：婴儿初生，无膝盖骨何也？

岐伯曰：婴儿初生，不止无膝盖骨也，囟骨、耳后完骨皆无之。

鸟师曰：何故也？

岐伯曰：阴气不足也。阴气者，真阴之气也。婴儿纯阳无阴，食母乳而阴乃生，阴生而囟骨、耳后完骨、膝盖骨生矣。生则儿寿，不生则夭。

鸟师曰：其不生何也？

岐伯曰：三骨属阴，得阴则生，然亦必阳旺而长也。婴儿阳气不足，食母乳而三骨不生，其先天之阳气亏也。阳气先漓，先天已居于缺陷，食母之乳，补后天而无余，此三骨之所以不生也。三骨不生，又焉能延龄乎！

鸟师曰：三骨缺一，亦能生乎？

岐伯曰：缺一则不全乎其人矣。

鸟师曰：请悉言之。

岐伯曰：囟门不合则脑髓空也；完骨不长则肾宫虚也；膝盖不生则双足软也。脑髓空则风易入矣；肾宫虚则听失聪矣；双足软则颠仆多矣。

鸟师曰：吾见三骨不全，亦有延龄者，又何故欤？

岐伯曰：三者之中，惟耳无完骨者亦有延龄，然而疾病不能无也。若囟门不合，膝盖不生，吾未见有生者，盖孤阳无阴也。

陈士铎曰：孤阳无阴，人则不生，则阴为阳之天也。无阴者，无阳也。阳生于阴之中，阴长于阳之外，有三骨者，得阴阳之全也。

第二卷

媾精受妊篇第十

【原文】

雷公问曰：男女媾精而受妊者，何也？

岐伯曰：肾为作强之官，故受妊而生人也。

雷公曰：作强而何以生人也？

岐伯曰：生人者，即肾之技巧也。

雷公曰：技巧属肾之水乎，火乎？

岐伯曰：水火无技巧也。

雷公曰：离水火又何以出技巧乎？

岐伯曰：技巧成于水火之气也。

雷公曰：同是水火之气，何生人有男女之别乎？

岐伯曰：水火气弱则生女，水火气强则生男。

雷公曰：古云“女先泄精则成男，男先泄精则成女”，今曰“水火气弱则生女，水火气强则生男”，何也？

岐伯曰：男女俱有水火之气也，气同至则技巧出焉，一有先后，不成胎矣。男泄精，女泄气，女子泄精则气脱矣，男子泄气则精脱矣，焉能成胎？

雷公曰：女不泄精，男不泄气，何以受妊乎？

岐伯曰：女气中有精，男精中有气，女泄气而交男子之精，男泄精而合女子之气，此技巧之所以出也。

雷公曰：所生男女，有强有弱，自分于父母之气矣，但有清浊寿夭之异，何也？

岐伯曰：气清则清，气浊则浊，气长则寿，气促则夭。皆本于父母之气也。

雷公曰：生育本于肾中之气，余已知之矣。但此气也，豫于五脏七腑之气乎？

岐伯曰：五脏七腑之气，一经不至，皆不成胎。

雷公曰：媾精者，动肾中之气也，与五脏七腑何豫乎？

岐伯曰：肾藏精，亦藏气。藏精者，藏五脏七腑之精也；藏气者，藏五脏七腑之气也。藏则俱藏，泄则俱泄。

雷公曰：泄气者，亦泄血乎？

岐伯曰：精即血也。气无形，血有形，无形化有形，有形不能化无形也。

雷公曰：精非有形乎？

岐伯曰：精虽有形，而精中之气正无形也，无形隐于有形，故能静能动。动则化耳，化则技巧出矣。

雷公曰：微哉言乎！请传之奕祀，以彰化育焉。

陈士铎曰：男女不媾精，断不成胎。胎成于水火之气，此气即男女之气也。气藏于精中，精虽有形而实无形也。形非气乎，故成胎即成气之谓。

社生篇第十一

【原文】

少师问曰：人生而白头，何也?

岐伯曰：社日生人，皮毛皆白，非止鬓发之白也。

少师曰：何故乎?

岐伯曰：社日者，金日也。皮毛须鬓皆白者，得金之气也。

少师曰：社日非金也，天师谓之金日，此余之未明也。

岐伯曰:社本土也，气属金，社日生人，犯金之气。金气者，杀气也。

少师曰：人犯杀气，宜夭矣，何又长年乎?

岐伯曰：金中有土，土乃生气也。人肺属金，皮毛亦属金，金之杀气得土则生，逢金则斗。社之金气伐人皮毛，不入人脏腑，故得长年耳。

少师曰：社日生人皮毛鬓发不尽白者，又何故欤?

岐伯曰：生时不同也。

少师曰：何时乎?

岐伯曰：非巳午时，必辰戌丑未时也。

少师曰：巳午火也，火能制金之气宜矣。辰戌丑未土也，不助金之气乎?

岐伯曰：社本土也，喜生恶泄，得土则生，生则不克矣。

少师曰：同是日也，何社日之凶如是乎?

岐伯曰：岁月日时俱有神司之，社日之神与人最亲，其性最喜洁也，生产则秽矣。两气相感，儿身受之，非其煞之暴也。

少师曰：人生有记，赤如朱，青如靛，黑如锅，白如雪，终身不散，何也？岂亦社日之故乎？

岐伯曰：父母交媾，偶犯游神，为神所指，志父母之过也。

少师曰：色不同者，何欤？

岐伯曰：随神之气异也。

少师曰：记无黄色者，何也？

岐伯曰：黄乃正色，人犯正神，不相校也，故亦不相指，不相指，故罔所记耳。

陈士铎曰：社日生人，说来有源有委，非孟浪成文者可比。

天厌火衰篇第十二

【原文】

容成问曰：世有天生男子，音声如女子，外势如婴儿，此何故欤？

岐伯曰：天厌之也。

容成曰：天何以厌之乎？

岐伯曰：天地有缺陷，安得人尽皆全乎。

容成曰：天未尝厌人，奈何以天厌名之？

岐伯曰：天不厌而人必厌也，天人一道，人厌即天厌矣。

容成曰：人何不幸成天厌也？

岐伯曰：父母之咎也。人道交感，先火动而后水济之。火盛者生子必强，火衰者生子必弱。水盛者生子必肥，水衰者生子必瘦。天厌之人，乃先天之火微也。

容成曰：水火衰盛，分强弱肥瘦宜也，不宜外阳之细小。

岐伯曰：肾中之火，先天之火，无形之火也；肾中之水，先天之水，无形之水也。火得水而生，水得火而长，言肾内之阴阳也。水生火则水为火之母，火生水则火为水之母也。人得水火之气以生身，则水火即人之父母也。天下有形不能生无形也，无形实生有形。外阳之生，实内阳之长也。内阳旺而外阳必伸，内阳旺者，得火气之全也。内阳衰矣，外阳亦何得壮大哉。

容成曰：火既不全，何以生身乎？

岐伯曰：孤阴不生，孤阳不长。天厌之人，但火不全耳，未尝无阴阳也。偏于火者，阳有余而阴不足；偏于水者，阴有余而阳不足也。阳既不足，即不能生厥阴之宗筋，此外阳之所以屈而不伸也，毋论刚大矣。

容成曰：善。

> **陈士铎曰**：外阳之大小，视水火之偏全，不视阴阳之有无耳，说来可听。

经脉相行篇第十三

【原文】

雷公问曰：帝问脉行之逆顺若何，余无以奏也，愿天师明教以闻。

岐伯曰:十二经脉有自上行下者，有自下行上者，各不同也。

雷公曰：请悉言之。

岐伯曰：手之三阴从脏走手，手之三阳从手走头，足之三阳从头走足，足之三阴从足走腹，此上下相行之数也。

雷公曰：尚未明也。

岐伯曰：手之三阴：太阴肺、少阴心、厥阴包络也。手太阴从中府走大指之少商，手少阴从极泉走小指之少冲，手厥阴从天池走中指之中冲。皆从脏走手也。手之三阳：阳明大肠、太阳小肠、少阳三焦也。手阳明从次指商阳走头之迎香，手太阴从小指少泽走头之听宫，手少阳从四指关冲走头之丝竹空，皆从手走头也。足之三阳：太阳膀胱、阳明胃、少阳胆也。足太阳从头睛明走足小指之至阴，足阳明从头头维走足次指之厉兑，足少阳从头前关走四指之窍阴，皆从头走足也。足之三阴：太阴脾、少阴肾、厥阴肝也。足太阴从足大指内侧隐白走腹之大包，足少阴从足心涌泉走腹之俞府，足厥阴从足大指外侧大敦走腹之期门，皆从足走腹也。

雷公曰：逆顺若何?

岐伯曰：手之阴经，走手为顺，走脏为逆也；手之阳经，走头为顺，走手为逆也；足之阴经，走腹为顺，走足为逆也；足之阳经，走足为顺，走头为逆也。

雷公曰：足之三阴，皆走于腹，独少阴之脉下行，何也？岂少阴经易逆难顺乎？

岐伯曰：不然。夫冲脉者，五脏六腑之海也。五脏六腑皆禀焉。其上者，出于颃颡，渗诸阳，灌诸精，下注少阴之大络，出于气冲，循阴阳内廉入腘中，伏行胻骨内，下至内踝之后，属而别，其下者，并由少阴经渗三阴。其在前者，伏行出跗属，下循跗入大指间，渗诸络而温肌肉，故别络邪结则跗上脉不动，不动则厥，厥则足寒矣。此足少阴之脉少异于三阴而走腹则一也。

雷公曰：其少异于三阴者为何？

岐伯曰：少阴肾经，中藏水火，不可不曲折以行，其脉不若肝脾之可直行于腹也。

雷公曰：其走腹则一者何？

岐伯曰：肾之性喜逆行，故由下而上，盖以逆为顺也。

雷公曰：逆行宜病矣。

岐伯曰：逆而顺故不病，若顺走是违其性矣，反生病也。

雷公曰：当尽奏之。

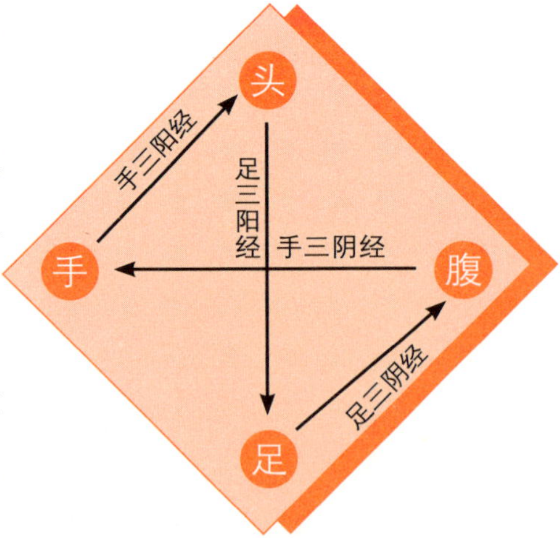

十二经脉在四肢的循行规律示意图

岐伯曰：帝问何以明之。

公奏曰：以言导之，切而验之，其髁必动，乃可以验逆顺之行也。

雷公曰：谨奉教以闻。

陈士铎曰：十二经脉有走手、走足、走头、走腹之异，各讲得凿凿。其讲顺逆不同处，何人敢措一辞。

经脉终始篇第十四

【原文】

雷公问于岐伯曰：十二经之脉既有终始,《灵》《素》详言之。而走头、走腹、走足、走手之义，尚未明也，愿毕其辞。

岐伯曰：手三阳从手走头，足三阳从头走足，乃高之接下也。足三阴从足走腹，手三阴从腹走手，乃卑之趋上也。阴阳无间，故上下相迎，高卑相迓，与昼夜循环同流而不定耳。夫阴阳者，人身之夫妇也；气血者，人身之阴阳也。夫倡则妇随，气行则血赴，气主煦之，血主濡之。乾作天门，大肠司其事也。巽作地户，胆持其权也。泰居艮，小肠之昌也。否居坤，胃之殃也。

雷公曰：善，请言顺逆之别?

岐伯曰：足三阴自足走腹，顺也；自腹走足，逆也。足三阳自头走足，顺也；自足走头，逆也。手三阴自脏走手，顺也；自手走脏，逆也。手三阳自手走头，顺也；自头走手，逆也。夫足之三阴从足走腹，惟足少阴肾脉绕而下行，与肝脾直行者，以冲脉与之并行也，是以逆为顺也。

陈士铎曰：十二经有头腹手足之殊，有顺中之逆，有逆中之顺，说得更为明白。

经气本标篇第十五

【原文】

雷公问于岐伯曰：十二经气有标本乎？

岐伯曰：有之。

雷公曰：请言标本之所在？

岐伯曰：足太阳之本在跟以上五寸中，标在两络命门；足少阳之本在窍阴之间，标在窗笼之前；足少阴之本在内踝下三寸中，标在背腧；足厥阴之本在行间上五寸所，标在背腧，足阳明之本在厉兑，标在人迎，颊挟颃颡；足太阴之本在中封前上四寸中，标在舌本；手太阳之本在外踝之后，标在命门之上一寸；手少阳之本在小指次指之间上二寸，标在耳后上角下外眦；手阳明之本在肘骨中上至别阳，标在颜下合钳上；手太阴之本在寸口中，标在腋内动脉；手少阴之本在锐骨之端，标在背腧；手心主之本在掌后两筋之间二寸中，标在腋下三寸，此标本之所在也。

雷公曰：标本皆可刺乎？

岐伯曰：气之标本，皆不可刺也。

雷公曰：其不可刺，何也？

岐伯曰：气各有冲，冲不可刺也。

雷公曰：请言气冲。

岐伯曰：胃气有冲，腹气有冲，头气有冲，胫气有冲，皆不可刺也。

雷公曰：头之冲何所乎？

岐伯曰：头之冲，脑也。

雷公曰：胸之冲何所乎？

岐伯曰：胸之冲，膺与背腧也，腧亦不可刺也。

雷公曰：腹之冲何所乎？

岐伯曰：腹之冲，背腧与冲脉及左右之动脉也。

雷公曰：胫之冲何所乎？

岐伯曰：胫之冲，即脐之气街及承山、踝上以下。此皆不可刺也。

雷公曰：不可刺止此乎？

岐伯曰：大气之抟而不行者，积于胸中，藏于气海，出于肺，循咽喉，呼吸而出入也。是气海犹气街也，应天地之大数，出三入一，皆不可刺也。

陈士铎曰：十二经气各有标本，各不可刺。不可刺者，以冲脉之不可刺也。不知冲脉，即不知刺法也。

脏腑阐微篇第十六

【原文】

雷公问于岐伯曰：脏止五乎？腑止六乎？

岐伯曰：脏六腑七也。

雷公曰：脏六何以名五也？

岐伯曰：心、肝、脾、肺、肾五行之正也，故名五脏。胞胎非五行之正也，虽脏不以脏名之。

雷公曰：胞胎何以非五脏之正也？

岐伯曰：心，火也；肝，木也；脾，土也；肺，金也；肾，水也。一脏各属一行。胞胎处水火之歧，非正也，故不可称六脏也。

雷公曰：肾中有火，亦水火之歧也，何肾称脏乎？

岐伯曰：肾中之火，先天火也，居两肾中，而肾专司水也。胞胎上系心，下连肾，往来心肾，接续于水火之际，可名为火，亦可名为水，非水火之正也。

雷公曰：然则胞胎何以为脏乎？

岐伯曰：胞胎处水火之两歧，心肾之交，非胞胎之系不能通达上下，宁独妇人有之，男子未尝无也。吾因其两歧置于五脏之外，非胞胎之不为脏也。

雷公曰：男女各有之，亦有异乎？

岐伯曰：系同而口异也。男女无此系，则水火不交，受病同也；女系无口，则不能受妊。是胞胎者，生生之机，属阴而藏于阳，非脏而何。

雷公曰：胞胎之口又何以异？

岐伯曰：胞胎之系，上出于心之膜膈，下连两肾，此男女之同也。惟女下大而上细，上无口而下有口，故能纳精以受妊。

雷公曰：腑七而名六何也？

岐伯曰：大肠、小肠、膀胱、胆、胃、三焦、包络，此七腑也。遗包络不称腑者，尊帝耳。

雷公曰：包络可遗乎？

岐伯曰：不可遗也。包络为脾胃之母，土非火不生，五脏六腑之气，咸仰于心君。心火无为，必藉包络有为，往来宣布，胃气能入，脾气能出，各脏腑之气始能变化也。

雷公曰：包络既为一腑，奈何尊帝遗之？尊心为君火，称包络为相火，可乎？

岐伯曰：可，请登之《外经》，咸以为则。

陈士铎曰：脏六而言五者，言脏之正也；腑七而言六者，言腑之偏也。举五而略六，非不知胞胎也；举六而略七，非不知包络也。有雷公之问，而胞胎、包络昭于古今矣。

考订经脉篇第十七

【原文】

雷公问于岐伯曰：十二经脉天师详之，而所以往来相通之故，尚未尽也。幸宣明奥义，传诸奕祀可乎？

岐伯曰：可，肺属手太阴，太阴者，月之象也。月属金，肺亦属金。肺之脉走于手，故曰手太阴也。起于中焦胃脘之上，胃属土，土能生金，是胃乃肺之母也。下络大肠者，以大肠亦属金，为胃之庶子。而肺为大肠之兄，兄能包弟，足以网罗之也，络即网罗包举之义。循于胃口者，以胃为肺之母，自必游熙于母家，省受胃土之气也。肺脉又上于膈，胃之气多，必分气以给其子，肺得胃母之气，上归肺宫，必由膈而升。肺受胃之气，肺自成家，于是由中焦而脉乃行，横出腋下，畏心而不敢犯也。然而肺之系实通于心，以心为肺之君，而肺乃臣也，臣必朝于君，此述职之路也。下循臑内，行少阴心主之前者，又谒相之门也。心主即心包络，为心君之相，包络代君以行事。心克肺金，必借心主之气以相刑，呼吸相通，全在此系之相联也。肺禀天王之尊，必

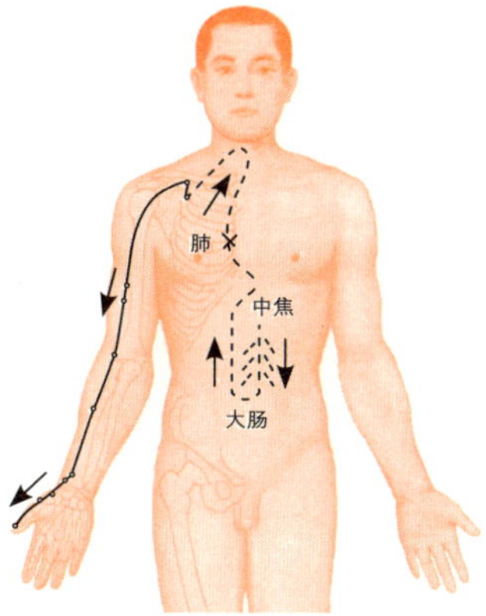

手太阴肺经经脉循行示意图

奉宰辅之令，所以行于少阴心主之前，而不敢缓也。自此而下于肘中，乃走于臂，由臂而走于寸口、鱼际，皆肺脉相通之道。循鱼际出大指之端，为肺脉之尽。经脉尽，复行，从腕后直出次指内廉，乃旁出之脉也。

雷公曰：脾经若何？

岐伯曰：脾乃土脏，其性湿，以足太阴名之。太阴之月，夜照于土，月乃阴象，脾属土，得月之阴气，故以太阴名之。其脉起于足之大指端，故又曰足太阴也。脾脉既起于足下，下必升上，由足大指内侧肉际，过核骨后，上内踝前廉，上踹内，循胫骨后，交出厥阴之前，乃入肝经之路也。夫肝木克脾，宜为脾之所畏，何故脉反通于肝，不知肝虽克土，而木亦能成土，土无木气之通，则土少发生之气，所以畏肝而又未尝不喜肝也。交出足厥阴之前，图合于肝木耳。上膝股内前廉，入腹者，归于脾经之本脏也。盖腹脾之正宫，脾属土，居于中州，中州为天下之腹，脾乃人一身之腹也。脾与胃为表里，脾内而胃外，脾

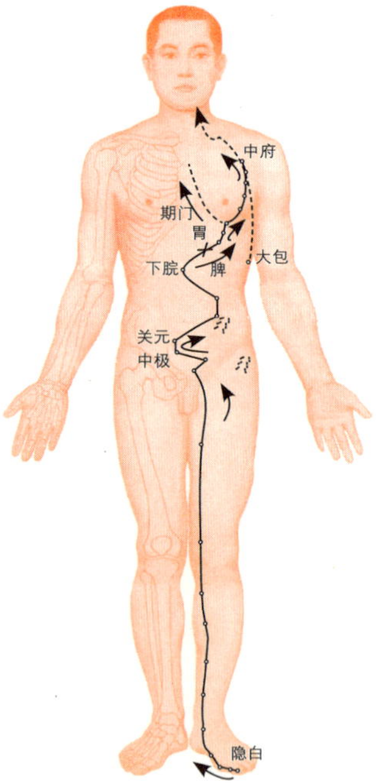

足太阴脾经经脉循行示意图

为胃所包，故络于胃。脾得胃气，则脾之气始能上升，故脉亦随之上膈，趋喉咙而至舌本，以舌本为心之苗，而脾为心之子，子母之气自相通而不隔也。然而舌为心之外窍，非心之内廷也，脾之脉虽至于舌，而终未至于心，故其支又行，借胃之气，从胃中中脘之外上膈，而脉通于膻中之分，上交于手少阴心经，子亲母之象也。

雷公曰：心经若何？

岐伯曰：心为火脏，以手少阴名之者。盖心火乃后天也，后天者有形之火也。星应荧惑，虽属火而实属阴，且脉走于手，故以手少阴名之。他脏腑之脉皆起于手足，心脉独起于心，不与众脉同者，以心为君主，总揽权纲，不寄其任于四末也。心之系五脏七腑，无不相通，尤通者，小肠也。小肠为心之表，而心实络于小肠，下通任脉，故任脉即借小肠之气以上通于心，为朝君之象也。心之系又上与肺相通，挟咽喉而入于目，以发其文明之彩也。复从心系上肺，下出腋下，循臑内后廉，行手厥阴经心主之后，下肘，循臂，至小指之内出其端，此心脉系之直行也。又由肺曲折而后并脊直下，与肾相贯串，当命门之中，此心肾既济之路也。夫心为火脏，惧畏水克，何故系通于肾，使肾有路以相犯乎？不知心火与命门之火，原不可一日不相通也。心得命门之火则心火有根，心非肾水之滋则心火不旺，盖心火必得肾中水火以相养，是以克为生也。既有肾火肾水之相生，而后心之系各通脏腑，无扞格之忧矣。由是而左通于肝，肝本属木为生心之母也，心火虽生于命门先天之火，而非后天肝木培之，则先天之火气亦不旺，故心之系通于肝者，亦欲得肝木相生之气也。肝气既通，而胆在肝之旁，通肝即通于胆，又势之甚便者。况胆又为心之父，同本之亲，尤无阻隔也。由是而通于脾。脾乃心之子也，虽脾土不藉心火之生，然胃为心之爱子，胃土非心火不生。心既生胃，生胃必生脾，此脾胃之系所以相接而无间也。由是而通于肺。火性炎上而肺叶当之，得毋有伤，然而顽金非火不柔，克中亦有生之象，倘肺金无火，则金寒水冷，胃与膀胱之化源绝矣，何以温肾而传化于大肠乎？由是而通于心主。心主即膻中包络也，为心君之相臣，奉心君以司化。其出入之经，较五脏六腑更近，真有心喜亦喜、心忧亦忧之象，呼吸相通，代君司化以使令夫三焦，俾上中下之气，无不毕达，实心之系通之也。

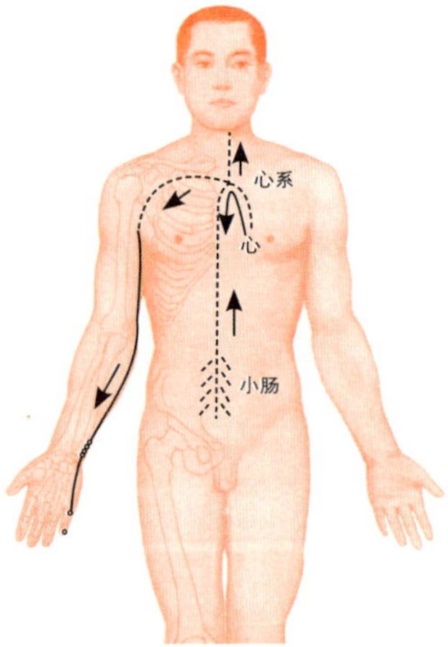

手少阴心经经脉循行示意图

雷公曰：肾经若何？

岐伯曰：肾属水，少阴正水之象。海水者，少阴水也，随月为盈虚，而肾应之。名之为足少阴者，脉起于足少阴之下也。由足心而上，循内踝之后，别入跟中，上腨出腘，上股，贯脊，乃河车之路，即任督之路也。然俱属于肾，有肾水而河车之路通，无肾水而河车之路塞；有肾水而督脉之路行，无肾水而督脉之路断，是二经之相通相行，全责于肾。故河车之路、督脉之路，即肾经之路也。由是而行于肝，母入于子舍之义也。由是而行于脾，水行于地中之义也。过肝脾二经而络于膀胱者，以肾为膀胱之里，而膀胱为肾之表，膀胱得肾气而始化，正同此路之相通，气得以往来之耳。其络于膀胱也，贯脊会督而还出于脐之前，通任脉始得达于膀胱，虽气化可至，实有经可通而通之也。其直行者，又由肝以入肺，子归母之家也。由肺而上循喉咙，挟舌本而终，是欲朝君先通于喉舌也。夫肾与心虽若相克，而实相生，故其系别出而绕于心，又未敢遽朝于心君，注胸之膻中包络，而后肾经之精上奉，化为心之液矣，此君王下取于民之义，亦草野上贡于国之谊也。各脏止有一而肾有二者，两仪之象也。两仪者，日月也，月主阴，日主阳。似肾乃水脏，宜应月不宜应日，然而月之中未尝无阳之气，日之中未尝无阴之气，肾配日月，正以其中之有阴阳也，阴藏于阳之中，阳隐于阴之内，叠相为用，不啻日月之照临也。盖五脏七腑各有水火，独肾脏之水火处于无形，乃先天之水火，非若各脏腑之水

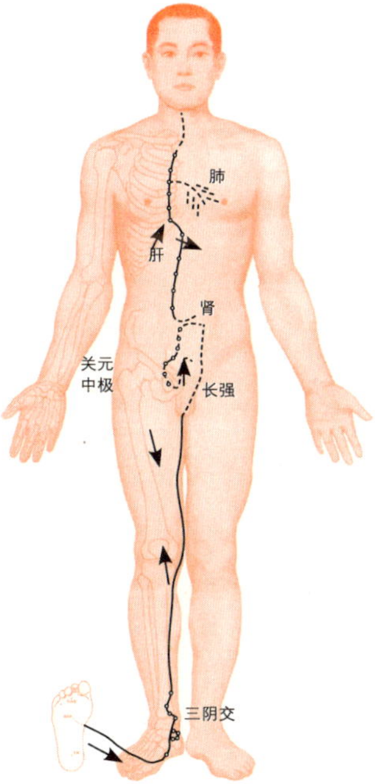

足少阴肾经经脉循行示意图

火，俱属后天也。夫同是水火，肾独属之先天，实有主以存乎两肾之间也。主者，命门也。命门为小心，若太极之象，能生先天之水火，因以生后天之水火也，于是裁成夫五脏七腑，各安于诸宫，享其奠定之福，化生于无穷耳。

雷公曰：肝经若何？

岐伯曰：肝属足厥阴，厥阴者，逆阴也，上应雷火。脉起足大指丛毛之际，故以足厥阴名之，雷火皆从地起，腾于天之上，其性急，不可制抑。肝之性亦急，乃阴经中之最逆者，少拂其意，则厥逆而不可止。循跗上，上踝，交出太阴脾土之后，上腘内廉，循腹，入阴毛中，过阴器，以抵于小腹，虽趋肝之路，亦趋脾之路也。既趋于脾，必趋于胃矣。肝之系既通于脾胃，凡有所逆，必先犯于脾胃矣，亦其途路之熟也。虽然肝之系通于脾胃，而肝之气必归于本宫，故其系又走于肝叶之中。肝叶之旁有胆附焉，胆为肝之兄，肝为胆之弟，胆不络肝，而肝反络胆者，弟强于兄之义也。上贯膈者，

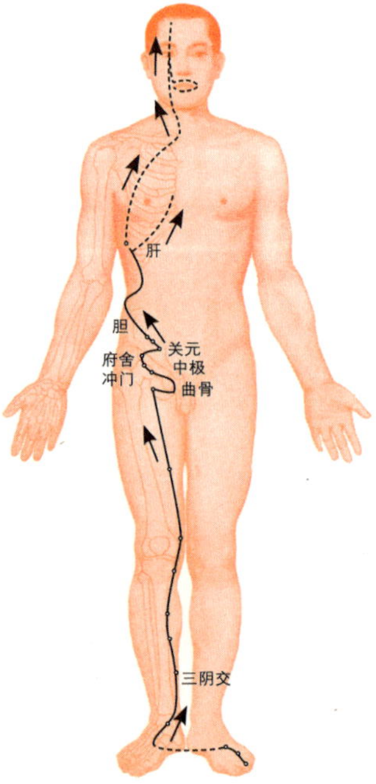

足厥阴肝经经脉循行示意图

趋心之路也。肝性急，宜直走于心之宫矣，乃不直走于心，反走膜膈，布于胁肋之间者，母慈之义也，慈母怜子，必为子多方曲折，以厚其藏，胁肋正心宫之仓库也。然而其性正急，不能久安于胁肋之间，循喉咙之后，上入颃颡，连于目系，上出额间而会督脉于巅项，乃木火升上之路也。其支者，从目系下颊，环唇，欲随口舌之窍以泄肝木之郁火也。其支者，又从肝别贯膈，上注肺中，畏肺金之克木，通此经为侦探之途也。

雷公曰：五脏已知其旨矣。请详言七腑。

岐伯曰：胃经亦称阳明者，以其脉接大肠手阳明之脉，由鼻额而下走于足也。然而胃经属阳明者，又非同大肠之谓。胃乃多气多血之腑，实有日月并明之象，乃纯阳之腑，主受而又主化也。阳主上升，由额而游行于齿口唇吻，循颐颊耳前，而会于额颅，以显其阳之无不到也。其支别者，从颐后下人迎，循喉咙，入缺盆，行足少阴之外，下隔通肾与心包之气。盖胃为肾之关，又为心包之用，得气于二经，胃始能蒸腐水谷，以化精微也。

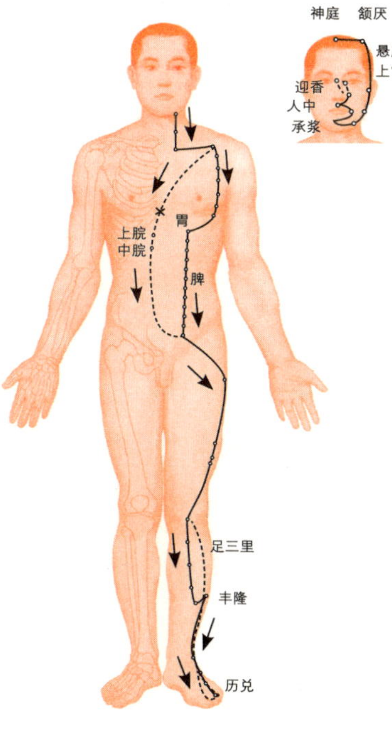

足阳明胃经经脉循行示意图

胃既得二经之气，必归于胃中，故仍属胃也。胃之旁络于脾，胃为脾之夫，脾为胃之妇，脾听胃使，以行其运化者也。其直行者，从缺盆下乳内廉，挟脐而入气街。气街者，气冲之穴也，乃生气之源，探源而后气充于乳房，始能散布各经络也。其支者，起于胃口，循腹，过足少阴肾经之外，本经之里，下至气街而合，仍是取气于肾以助其生气之源也。由是而胃既得气之本，可下行以达于足，从气街而下髀关，抵伏兔，下膝膑，循胫下跗，入中指之内庭而终者，皆胃下达之路也。其支者，从膝之下廉三寸别入中指之外间，复是旁行之路，正见其多气多血，无往不周也。其支者，别跗上，入大指间，出足厥阴，交于足太阴，避肝木之克，近脾土之气也。

雷公曰：请言三焦之经。

岐伯曰：三焦属之手少阳者，以三焦无形，得胆木少阳之气以生其火，而脉起于手之小指次指之端，故以手少阳名之。循手腕出臂，贯肘，循臑之外，行手太阳之里、手阳明之外，火气欲通于大小肠也。上肩，循臂臑，交出足少阳之后，正依附于胆木，以取其木中之火也。下缺盆，由足阳明之外而交会于膻中之上焦，散布其气，而络绕于心包络之中焦，又下

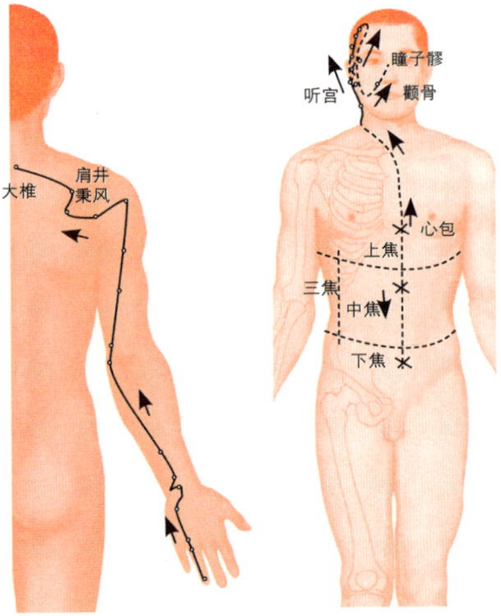

手少阳三焦经脉循行示意图

膈入络膀胱，以约下焦。若胃、若心包络、若膀胱，皆三焦之气，虽往来于上中下之际，故不分属于三经，而仍专属于三焦也。然而，三焦之气虽往来于上中下之际，使无根以为主，则气亦时聚时散，不可久矣。讵知三焦虽得胆木之气以生，而非命门之火则不长。三焦有命门以为根，而后布气于胃，则胃始有运用之机；布气于心包络，则心包络始有运行之权；布气于膀胱，则膀胱始有运化之柄也。其支者，从膻中而上，出缺盆之外，上项，系耳后，直上出耳上角，至颇，无非随肾之火气而上行也。其支者，又从耳后入耳中，出耳前，过客主人之穴，交颊，至目锐眦，亦火性上炎，随心包之气上行。然目锐眦实系胆经之穴，仍欲依附木气以生火气耳。

雷公曰：请言心主之经。

岐伯曰：心主之经，即包络之府也，又名膻中。属手厥阴者，以其代君出治，为心君之相臣，臣乃阴象，故属阴。然奉君令以出治，有不敢少安于顷刻，故其性又急，与肝木之性正相同，亦以厥阴名之，因其难顺而易逆也。夫心之脉出于心之本宫，心

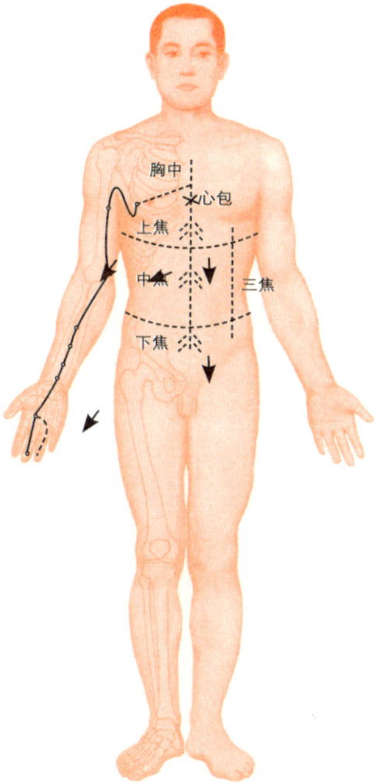

手厥阴心包经经脉循行示意图

包络之脉，出于胸中，包络在心之外，正在胸之中，是脉出于胸中者，正其脉属于包络之本宫也。各脏腑脉出于外，心与包络脉出于中，是二经较各脏腑最尊也。夫肾系交于心包络，实与肾相接，盖心主之气与肾宫命门之气同气相合，故相亲而不相离也。由是下于膈，历络三焦，以三焦之腑气与命门、心主之气彼此实未尝异，所以笼络而相合为一，有表里之名，实无表里也。其支者，循胸中出胁，抵腋，循臑内行于太阴肺脾、少阴心肾之中，取肺肾之气以生心液也。入肘，下臂，入掌内，又循中指以出其端。其支者，又由掌中循无名指以出其端，与少阳三焦之脉相交会，正显其同气相亲，表里如一也。夫心主与三焦两经也，必统言其相合者，盖三焦无形，借心主之气相通于上中下之间，故离心主无以见三焦之用，所以必合而言之也。

雷公曰：请言胆经。

岐伯曰：胆经属足少阳者，以胆之脉得春木初阳之气，而又下趋于足，故以足少阳名之。然胆之脉虽趋于足，而实起目之锐眦，接手少阳三焦之经也。由目锐眦上抵头角，下耳，循颈，行手少阳之

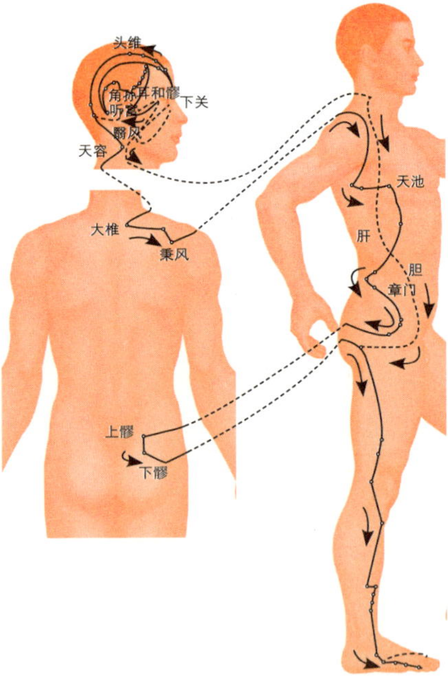

足少阳胆经经脉循行示意图

脉前，至肩，上交出手少阳之后，以入缺盆之外，无非助三焦之火气也。其支者，从耳后入耳中，出走耳前，至目锐眦之后，虽旁出其支，实亦仍顾三焦之脉也。其支者，别自目外而下大迎，合手少阳三焦，抵于䪼下，下颈后，合缺盆以下胸中，贯膜、膈、心包络，以络于肝。盖心包络乃胆之子，而肝乃胆之弟，故相亲而相近也。弟胆虽肝之兄，而附于肝，实为肝之表而属于胆，肝胆兄弟之分，即表里之别也。胆分肝之气，则胆之汁始旺，胆之气始张，而后可以分气于两胁，出气街，毛际，而横入髀厌之中也。其直者从缺盆下腋，循胸过季胁，与前之入髀厌者相合，乃下循髀外，行太阳、阳明之间，欲窃水土之气以自养也。出膝外廉，下跗骨，以直抵绝骨之端，下出外踝，循跗上，入小指、次指之间，乃其直行之路也。其支者，又别跗上，入大指歧骨内出其端，还贯入爪甲，出三毛，以交于足厥阴之脉，亲肝木之气以自旺，盖阳得阴而生也。

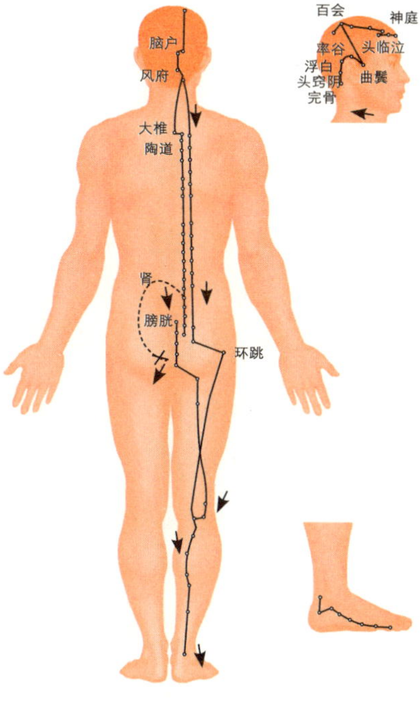

足太阳膀胱经经脉循行示意图

雷公曰：请言膀胱之经。

岐伯曰：膀胱之经属足太阳者，盖太阳为巨阳，上应于日，膀胱得日之火气，下走于足，犹太阳火光普照于地也。其脉起目内眦，交手太阳小肠之经，受其火气也。上额交巅，至耳上角，皆火性之炎上也。其直行者，从巅入络脑，还出别下项，循肩膊内，挟脊两旁，下行抵于腰，入循膂，络肾，盖膀胱为肾之表，故系连于肾，通肾中命门之气，取其气以归膀胱之中，始能气化而出小便也。虽气出于肾经，而其系腰不可不属之膀胱也。其支者，从腰中下挟脊以贯臀，入腘中而止，亦借肾气下达之也。其支者，从膊内别行，下贯胂膂，下历尻臀，化小便，通阴之器而下出也。过髀枢，循髀外，下合腘中，下贯于两踹内，出外踝之后，循京骨，至小指外侧，交于足少阴之肾经，亦取肾之气，可由下而升，以上化其水也。

雷公曰：请言小肠之经。

岐伯曰：小肠之经，属手太阳者，以脉起于手之小指，又得心火之气而名之也。夫心火属少阴，得心火之气，宜称阴矣。然而心火居于内者为阴，发于外者为阳，小肠为心之表也，故称阳而不称阴。且其性原属阳，得太阳之日气，故亦以太阳名之。其脉上腕，出踝，循臂，出肘，循臑行手阳明、

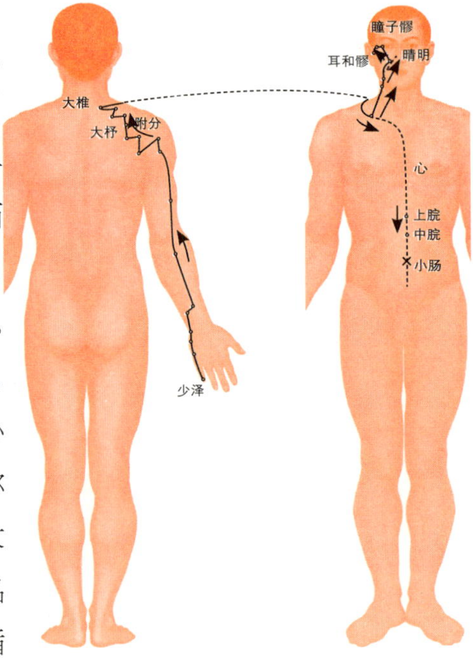

手太阳小肠经脉循行示意图

少阳之外，与太阳胆气相通，欲得金气自寒，欲得木气自生也。交肩上，入缺盆，循肩，向腋下行，当膻中而络于心，合君相二火之气也。循咽下膈以抵于胃。虽火能生胃，而小肠主出不主生。何以抵胃？盖受胃之气运化精微而生糟粕，犹之生胃也。故接胃之气下行任脉之外，以自归于小肠之正宫，非小肠之属而谁属乎？其支者，从缺盆循颈颊，上至目锐眦，入于耳中，此亦火性炎上，欲趋窍而出也。其支者，别循颊，上䪼抵鼻，至目内眦，斜络于颧，以交足太阳膀胱之经，盖阳以趋阳之应也。

雷公曰：请言大肠之经。

岐伯曰：大肠之经名为手阳明者，以大肠职司传化，有显明昭著之意，阳之象也。夫大肠属金，宜为阴象，不属阴而属阳者，因其主出而不主藏也。起于手大指次指之端，故亦以手名之。循指而入于臂，入肘，上臑，上肩，下入缺盆而络于肺，以肺之气能包举大肠，而大肠之系亦上络于肺也。大肠得肺气而易于传化，故其气不能久留于膈中，而系亦下膈，直趋大肠以安其传化之职。夫大肠之能开能阖，肾主

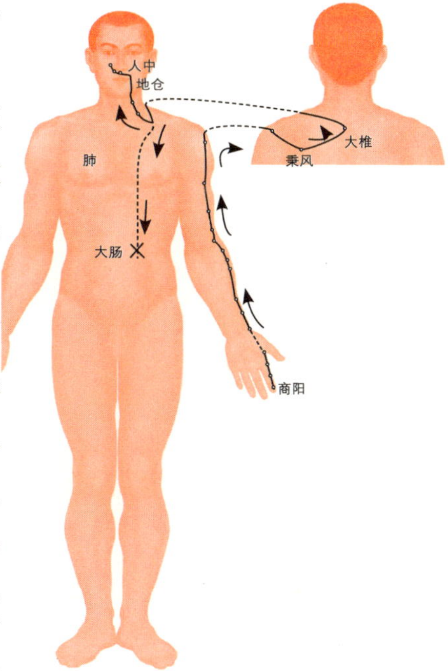

手阳明大肠经经脉循行示意图

之，是大肠之气化宜通于肾，何以大肠之系绝，不与肾会乎？不知肺金之气即肾中水火之气也，肾之气必来于肺中，而肺中之气既降于大肠之内，则肾之气安有不入于大肠之中者乎？不必更有系通肾，而后得其水火之气，始能传化而开合之也。其支者，从缺盆上颈贯颊，入下齿缝中，还出夹两口吻，交于唇中之左右，上挟鼻孔，正显其得肺肾之气，随肺肾之脉而上升之征也。

陈远公曰：十二经脉各说得详尽，不必逐段论之。

包络配腑篇第十八

【原文】

天老问于岐伯曰：天有六气，化生地之五行，地有五行，化生人之五脏。有五脏之阴，即宜有五腑之阳矣，何以脏止五腑有七也？

岐伯曰：心包络，腑也，性属阴，故与脏气相同，所以分配六腑也。

天老曰：心包络既分配腑矣，是心包络即脏也，何不名脏而必别之为腑耶？

岐伯曰：心包络，非脏也。

天老曰：非脏列于脏中，毋乃不可乎？

岐伯曰：脏称五，不称六，是不以脏予包络也。腑称六，不称七，是不以腑名包络也！

天老曰：心包络非脏非腑，何以与三焦相合乎？

岐伯曰：包络与三焦为表里，二经皆有名无形。五脏有形，与形相合，包络无形，故与无形相合也。

天老曰：三焦为孤脏，既名为脏，岂合于包络乎？

岐伯曰：三焦虽亦称脏，然孤而寡合，仍是腑，非脏也，舍包络之气，实无可依，天然配合，非勉强附会也。

天老曰：善。

雷公曰：肺合大肠，心合小肠，肝合胆，脾合胃，肾合膀胱，此天合也。三焦与心包络相合，恐非天合矣？

岐伯曰：包络非脏而与三焦合者，包络里，三焦表也。

雷公曰：三焦腑也，何分表里乎？

岐伯曰：三焦之气，本与肾亲，亲肾不合肾者，以肾有水气也。故不合肾而合于包络耳。

雷公曰：包络之火气出于肾，三焦取火于肾，不胜取火于包络乎？

岐伯曰：膀胱与肾为表里，则肾之火气必亲膀胱而疏三焦矣。包络得肾之火气，自成其腑，代心宣化，虽腑犹脏也。包络无他腑之附，得三焦之依而更亲，是以三焦乐为表，包络亦自安于里，孤者不孤，自合者永合也。

雷公曰：善。

应龙问曰：包络，腑也，三焦亦自成腑，何以为包络之使乎？

岐伯曰：包络即膻中也，为心膜膈，近于心宫，遮护君主，其位最亲，其权最重，故三焦奉令不敢后也。

应龙曰：包络代心宣化，宜各脏腑皆奉令矣，何独使三焦乎？

岐伯曰：各腑皆有表里，故不听包络之使，惟三焦无脏为表里，故包络可以使之。

应龙曰：三焦何乐为包络使乎？

岐伯曰：包络代心出治，腑与脏同，三焦听使于包络，犹听使于心，故包络为里，三焦为表，岂勉强附会哉。

应龙曰：善。

陈士铎曰：包络之合三焦，非无因之合也。包络之使三焦，因其合而使之也。然合者，仍合于心耳，非包络之司为合也。

代君受过的心包

五脏六腑之外，还有一个特殊的脏器：心包。心包在人体中的作用很大，它代心脏对全身发号施令，也代心脏承受一切入侵的外邪。如果没有心包，人的生命将是不堪一击的。

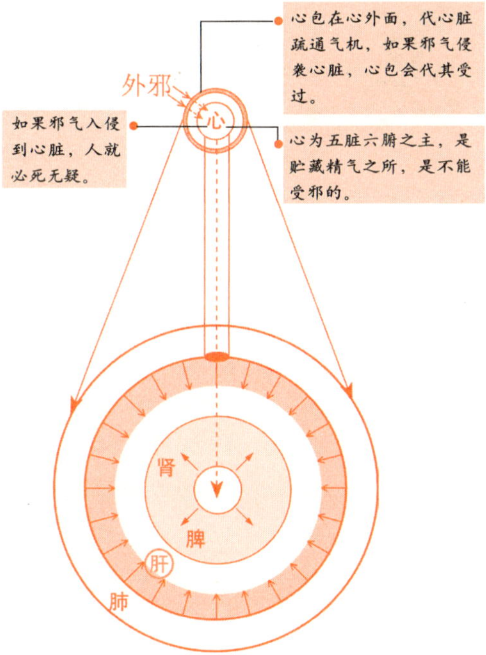

第三卷

胆腑命名篇第十九

【原文】

胡孔甲问于岐伯曰：大肠者，白肠也，小肠者，赤肠也，胆非肠，何谓青肠乎？

岐伯曰：胆贮青汁，有入无出，然非肠，何能通而贮之乎，故亦以肠名之。青者，木之色，胆属木，其色青，故又名青肠也。

胡孔甲曰：十一脏取决于胆，是腑亦有脏名矣，何脏分五而腑分七也？

岐伯曰：十一脏取决于胆，乃省文耳，非腑可名脏也。

孔甲曰：胆既名为脏，而十一脏取决之，固何所取之乎？

岐天师曰：胆司渗，凡十一脏之气得胆气渗之，则分清化浊，有奇功焉。

孔甲曰：胆有入无出，是渗主入而不主出也，何能化浊乎？

岐伯曰：清渗入则浊自化，浊自化而清亦化矣。

孔甲曰：清渗入而能化，是渗入而仍渗出矣。

岐伯曰：胆为清净之府。渗入者，清气也。遇清气之脏腑，亦以清气应之，应即渗之机矣，然终非渗也。

孔甲曰：脏腑皆取决于胆，何脏腑受胆之渗乎？

岐伯曰：大小肠膀胱皆受之，而膀胱独多焉。虽然膀胱分胆之渗，而胆之气虚矣。胆虚则胆得渗之祸矣，故胆旺则渗益，胆虚则渗损。

孔甲曰：胆渗何气则受损乎？

岐伯曰：酒热之气，胆之所畏也，过多则渗失所司，胆受损矣，非毒结于脑，则涕流于鼻也。

孔甲曰：何以治之？

岐伯曰：刺胆络之穴，则病可已也。

孔甲曰：善。

陈士铎曰：胆主渗，十二脏皆取决于胆者，正决于渗也。胆不能渗，又何取决乎。

任督死生篇第二十

【原文】

雷公问曰：十二经脉之外，有任督二脉，何略而不言也？

岐伯曰：二经之脉不可略也。以二经散见于各经，故言十二经脉，而二经已统会于中矣。

雷公曰：试分言之。

岐伯曰：任脉行胸之前，督脉行背之后也。任脉起于中极之下，以上毛际，循腹里，上关元，至咽咙，上颐循面，入目眦，此任脉之经络也。督脉起于少腹以下骨中央，女子入系廷孔，在溺孔之际，其络循阴器，合纂间，统纂后，即前后二阴之间也，别绕臀，至少阴与巨阳中络者，合少阴，上股内后廉，贯脊属肾，与太阳起于目内眦，上额交巅上，入络脑，至鼻柱，还出别下项，循肩髆，挟脊，抵腰中，入循膂，络肾。其男子循茎下至纂，

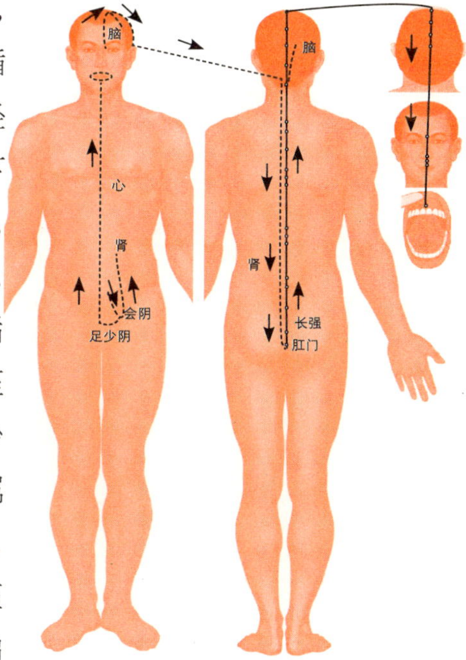

任脉督脉循行示意图

与女子等。其少腹直上者，贯脐中央，上贯心，入喉，上颐环唇，上系两目之下中央，此督脉之经络也。虽督脉止于龈交，任脉止于承浆，其实二脉同起于会阴。止于龈交者，未尝不过承浆；止于承浆者，未尝不过龈交。行于前者亦行于后，行于后者亦行于前，循环周流，彼此无间，故任督分之为二，合之仍一也。夫会阴者，至阴之所也。任脉由阳行于阴，故脉名阴海。督脉由阴行于阳，故脉名阳海。非龈交穴为阳海，承浆穴为阴海也。阴交阳而阴气生，阳交阴而阳气生，任督交而阴阳自长，不如海之难量乎，故以海名之。

雷公曰：二经之脉络，予已知之矣。请问其受病何如？

岐伯曰：二经气行则十二经之气通，二经气闭则十二经之气塞。男则成疝，女则成瘕，非遗溺即脊强也。

雷公曰：病止此乎？

岐伯曰：肾之气必假道于任督，二经气闭，则肾气塞矣。女不受妊，男不射精，人道绝矣。然则任督二经之脉络，即人死生之道路也。

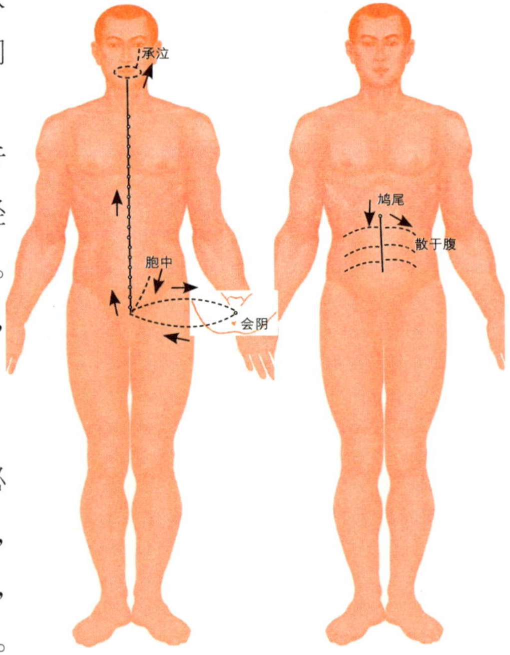

任脉循行示意图

雷公曰：神哉！论也。请载《外经》，以补《内经》未备。

陈士铎曰：任督之路，实人生死之途，说得精妙入神。

阴阳二跷篇第二十一

【原文】

司马问曰：奇经八脉中有阴跷阳跷之脉，可得闻乎？

岐伯曰：《内经》言之矣。

司马曰：《内经》言之，治病未验或有未全欤。

岐伯曰：《内经》约言之，实未全也。阴跷脉足少阴肾经之别脉也，起于然骨之照海穴，出内踝上，又直上之，循阴股以入于阴，上循胸里，入于缺盆，上出人迎之前，入于目下鸠，属于目眦之睛明穴，合足太阳膀胱之阳跷而上行，此阴跷之脉也。阳跷脉足太阳膀胱之别脉也，亦起于然骨之下申脉穴，出外踝下，循仆参，郄于跗阳，与足少阳会于居髎，又与手阳明会于肩髃及巨骨，又与手太阳阳维会于臑俞，与手足阳明会于

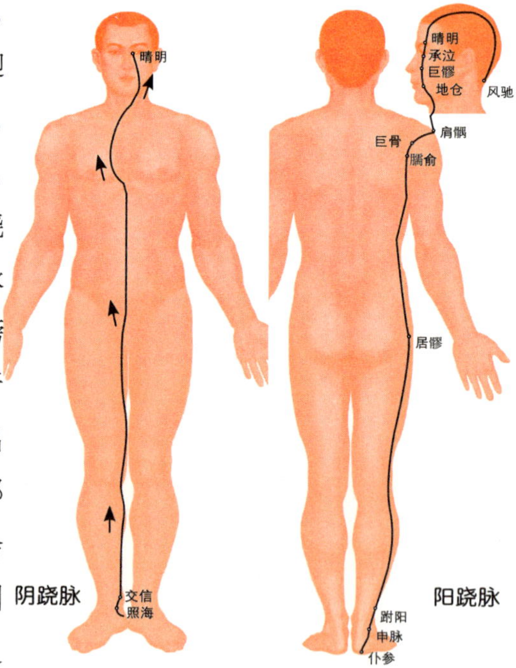

阴跷脉与阳跷脉经脉循行示意图

地仓及巨髎，与任脉足阳明会于承泣，合足少阴肾经之阴跷下行，此阳跷之脉也。然而跷脉之起止，阳始于膀胱而止于肾，阴始于肾而止于膀胱，此男子同然也，若女子微有异。男之阴跷起于然骨，女之阴跷起于阴股；男之阳跷起于申脉，女之阳跷起于仆参。知同而治同，知异而疗异，则阳跷之病不至阴缓阳急，阴跷之病不至阳缓阴急，何不验乎。

司马公曰：今而后，阴阳二跷之脉昭然矣。

陈士铎曰：二跷之脉，分诸男女。《内经》微别，人宜知之，不可草草看过。

奇恒篇第二十二

【原文】

奢龙问于岐伯曰：奇恒之腑，与五脏并主藏精，皆可名脏乎？

岐伯曰：然。

奢龙曰：脑、髓、骨、脉、胆、女子胞，既谓奇恒之腑，不宜又名脏矣。

岐伯曰：腑谓脏者，以其能藏阴也。阴者，即肾中之真水也。真水者，肾精也。精中有气，而脑、髓、骨、脉、胆、女子胞皆能藏之，故可名腑，亦可名脏也。

奢龙曰：修真之士，何必留心于此乎？

岐伯曰：人欲长生，必知斯六义，而后可以养精气，结圣胎者也。

奢龙曰：女子有胞以结胎，男子无胞，何以结之？

岐伯曰：女孕男不妊，故胞属之女子，而男子未尝无胞也，男子有胞而后可以养胎息，故修真之士，必知斯六者。至要者，则胞与脑也。脑为泥丸，即上丹田也。胞为神室，即下丹田也。骨藏髓，脉藏血，髓藏气，脑藏精，气血精髓尽升泥丸，下降于舌，由舌下华池，由华池下廉泉玉英，通于胆，下贯神室。世人多欲，故血耗气散，髓竭精亡也。苟知藏而不泻，即返还之道也。

奢龙曰：六者宜藏，何道而使之藏乎？

岐伯曰：广成子有言：毋摇精，毋劳形，毋思虑营营，非不泻之谓乎。

奢龙曰：命之矣。

陈士铎曰：脑、髓、骨、脉、胆、女子胞，非脏也，非脏而以脏名之，以其能藏也，能藏故以脏名之，人可失诸藏乎。

小络篇第二十三

【原文】

应龙问于岐伯曰：膜原与肌腠有分乎？

岐伯曰：二者不同也。

应龙曰：请问不同？

岐伯曰：肌腠在膜原之外也。

应龙曰：肌腠有脉乎？

岐伯曰：肌腠膜原皆有脉也，其所以分者，正分于其脉耳。肌腠之脉，内连于膜原，膜原之脉，外连于肌腠。

应龙曰：二脉乃表里也，有病何以分之？

岐伯曰：外引小络痛者，邪在肌腠也。内引小络痛者，邪在膜原也。

应龙曰：小络又在何所？

岐伯曰：小络在膜原之间也。

陈士铎曰：小络一篇，本无深文，备载诸此。以小络异于膜原耳，知膜原之异，即知肌腠之异也。

肺金篇第二十四

【原文】

少师问曰：肺，金也，脾胃，土也，土宜生金，有时不能生金者谓何？

岐伯曰：脾胃土旺而肺金强，脾胃土衰而肺金弱，又何疑乎！然而脾胃之气太旺，反非肺金所喜者，由于土中火气之过盛也。土为肺金之母，火为肺金之贼，生变为克，乌乎宜乎。

少师曰：金畏火克，宜避火矣，何又亲火乎？

岐伯曰：肺近火，则金气之柔者必销矣。然肺离火，则金气之顽者必折矣。所贵微火以通薰肺也。故土中无火，不能生肺金之气。而土中多火，亦不能生肺金之气也。所以烈火为肺之所畏，微火为肺之所喜。

少师公曰：善。请问金木之生克？

岐伯曰：肺金制肝木之旺，理也。而肝中火盛，则金受火炎，肺失清肃之令矣。避火不暇，敢制肝木乎？即木气空虚，已不畏肺金之刑，况金受火制，则肺金之气必衰，肝木之火愈旺，势必横行无忌，侵伐脾胃之土，所谓欺子弱而凌母强也。肺之母家受敌，御木贼之强横，奚能顾金子之困穷。肺失化源，益加弱矣。肺弱欲其下生肾水难矣，水无金生则水不能制火，毋论上焦之火焚烧，而中焦之火亦随之更炽，甚且下焦之火亦挟水沸腾矣。

少师曰：何肺金之召火也？

岐伯曰：肺金，娇脏也。位居各脏腑之上，火性上炎，不发则已，发则诸火应之，此肺金之所以独受厥害也。

少师曰：肺为娇脏，曷禁诸火之威逼乎？金破不鸣，断难免矣，何以自免于祸乎？

岐伯曰：仍赖肾子之水以救之。是以肺肾相亲，更倍于土金之相爱。以土生金而金难生土，肺生肾而肾能生肺。昼夜之间，肺肾之气实彼此往来，两相通而两相益也。

少师曰：金得水以解炎，敬闻命矣。然金有时而不畏火者，何谓乎？

岐伯曰：此论其变也。

少师曰：请尽言之。

岐伯曰：火烁金者，烈火也。火气自微，何以烁金，非惟不畏火，且侮火矣。火难制金，则金气日旺。肺成顽金，过刚而不可犯，于是肃杀之气必来伐木，肝受金刑，力难生火，火势转衰，变为寒，火奚足畏乎。然而火过寒，无温气以生土，土又何以生金。久之火寒而金亦寒矣。

少师曰：善。请问金化为水，而水不生木者，又何谓乎？

岐伯曰：水不生木，岂金反生木乎？水不生木者，金受火融之水也。真水生木而融化之，水克木矣。

少师曰：善。

陈士锋曰：肺不燥不成顽金，肺过湿不成柔金，以肺中有火也。肺得火则金益，肺失火则金损。故金中不可无火，亦不可多火也。水火不旺，金反得其宜也，总不可使金之过旺耳。

肺金——生克制化

- **生理状态** →
  - 为脾土之子
  - 为肾水之母
  - 为心火之制
  - 为肝木之克
- **病理状态** → 脾阳过旺，或肝中火盛，或肾水虚不能制火，会使上、中、下三焦的火盛烁金，致肺受火烁而变证丛生

肝木篇第二十五

【原文】

少师曰：肝属木，木非水不养，故肾为肝之母也，肾衰则木不旺矣。是肝木之虚，皆肾水之涸也。然而肝木之虚，不全责肾水之衰者何故？

岐伯曰：此肝木自郁也。木喜疏泄，遇风寒之邪，拂抑之事，肝辄气郁不舒。肝郁必下克脾胃，制土有力，则木气自伤，势必求济肾水，水生木而郁气未解，反助克土之横。土怒水助，转来克水。肝不受肾之益，肾且得土之损，未有不受病者也。肾既病矣，自难滋肝木之枯，肝无水养，其郁更甚。郁甚而克土愈力。脾胃受伤气难转输，必求救于心火，心火因肝木之郁，全不顾心，心失化源，何能生脾胃之土乎？于是怜土子之受伤，不敢咎肝母之过逆，反嗔肺金不制肝木，乃出其火而克肺，肺无土气之生，复有心火之克，则肺金难以自存，听肝木之逆，无能相制矣。

少师曰：木无金制宜木气之舒矣，何以仍郁也？

岐伯曰：木性曲直，必得金制有成，今金弱木强，则肝寡于畏，任郁之性以自肆，土无可克，水无可养，火无可助，于是木空受焚矣，此木无金制而愈郁也。所以治肝必解郁为先，郁解而肝气自平，何至克土。土无木克，则脾胃之气自易升腾，自必忘克肾水，转生肺金矣。肺金得脾胃二土之气，则金气自旺，令行清肃，肾水无匮乏之忧，且金强制木，木无过旺，肝气平矣。

少师曰：肝气不平，可以直折之乎？

岐伯曰：肝气最恶者郁也，其次则恶不平，不平之极，即郁之极也，故平肝尤尚解郁。

少师曰：其故何也？

岐伯曰：肝气不平，肝中之火过旺也。肝火过旺，由肝木之塞也。外闭内焚，非烁土之气，即耗心之血矣。夫火旺宜为心之所喜，然温火生心，烈火逼心。所以火盛之极，可暂用寒凉以泻肝火；郁之极，宜兼用舒泄以平肝也。

少师曰：善。

> **陈士铎曰**：木不郁则不损，肝木之郁，即逆之之谓也。人能解郁，则木得其平矣，何郁之有。

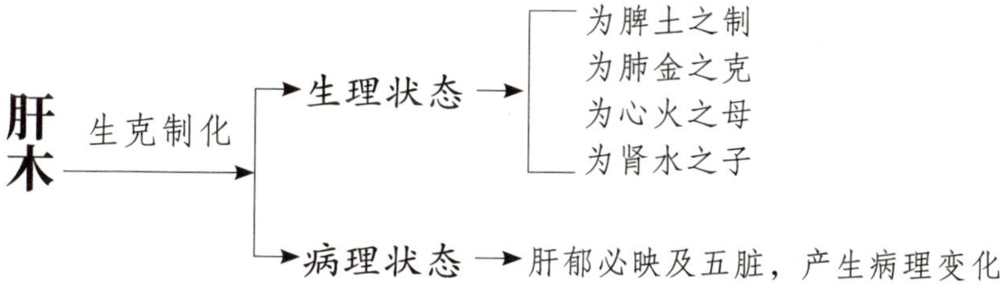

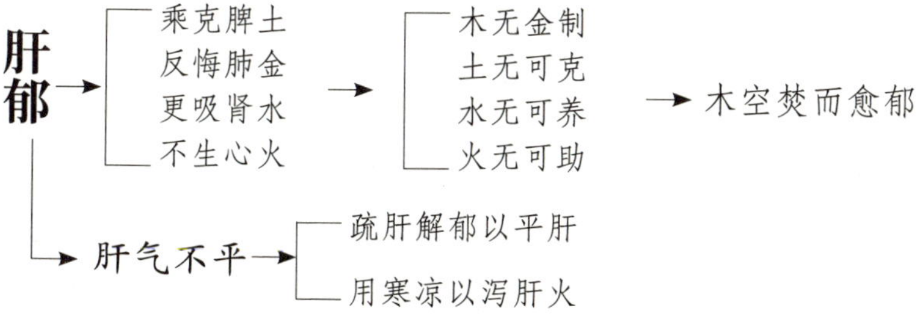

肾水篇第二十六

【原文】

少师曰：请问肾水之义？

岐伯曰：肾属水，先天真水也。水生于金，故肺金为肾母。然而肺不能竟生肾水也，必得脾土之气薰蒸，肺始有生化之源。

少师曰：土克水者也，何以生水？

岐伯曰：土贪生金，全忘克水矣。

少师曰：金生水，而水养于金何也？

岐伯曰：肾水非肺金不生，肺金非肾水不润。盖肺居上焦，诸脏腑之火咸来相逼，苟非肾水灌注，则肺金立化矣。所以二经子母最为关切，无时不交相生，亦无时不交相养也。是以补肾者必须益肺，补肺者必须润肾，始既济而成功也。

少师曰：肾得肺之生，即得肺之损，又何以养各脏腑乎？

岐伯曰：肾交肺而肺益生肾，则肾有生化之源，山下出泉涓涓，正不竭也。肾既优渥，乃分其水以生肝，肝木之中，本自藏火，有水则木且生心，无水则火且焚木，木得水之济，则木能自养矣。木养于水，木有和平之气，自不克土，而脾胃得遂其升发之性，则心火何至躁动乎，自然水不畏火之炎，乃上润而济心矣。

少师曰：水润心，固是水火之既济，但恐火炎而水不来济也。

岐伯曰：水不润心，故木无水养也。木无水养，肝必干燥，火发木焚，烁尽脾胃之液，肺金救土之不能，何暇生肾中之水。水涸而肝益加燥，肾无沥以养肝，安得余波以灌心乎！肝木愈横，心火愈炎，肾水畏焚，因不上济于心，此肾衰之故，非所谓肾旺之时也。

少师曰：肾衰不能济心，独心受其损乎？

岐伯曰：心无水养则心君不安，乃迁其怒于肺金，遂移其火以逼肺矣。肺金最畏火炎，随移其热于肾，而肾因水竭，水中之火正无所依，得心火之相会，翕然升木，变出龙雷，由下焦而腾中焦，由中焦而腾上焦，有不可止遏之机矣。是五脏七腑均受其害，宁独心受损乎！

少师曰：何火祸之酷乎？

岐伯曰：非火多为害，乃水少为炎也。五脏有脏火，七腑有腑火，火到之所，同气相亲，故其势易旺，所异者，水以济之也。而水止肾脏之独有，且水中又有火也，水之不足，安敌火之有余，此肾脏所以有补无泻也。

少师曰：各脏腑皆取资于水，宜爱水而畏火矣，何以多助火以增焰乎？

岐伯曰：水少火多，一见火发，惟恐火之耗水，竟来顾水，谁知反害水乎，此祸生于爱，非恶水而爱火也。

少师曰：火多水少，泻南方之火，非即补北方之水乎？

岐伯曰：水火又相根也，无水则火烈，无火则水寒。火烈则阴亏也，水寒则阳消也。阴阳两平，必水火既济矣。

少师曰：火水既济，独不畏土之侵犯乎？

岐伯曰：土能克水，而土亦能生水也。水得土以相生，则土中出水，始足以养肝木而润各脏腑也。第不宜过于生之，则水势汪洋，亦能冲决堤岸，水无土制，变成洪水之逆流，故水不畏土之克也。

少师曰：善。

> **陈士铎曰**：五行得水则润，失水则损，况取资多而分散少乎。故水为五行之所窃，不可不多也。说得水之有益，有此可悟水矣。

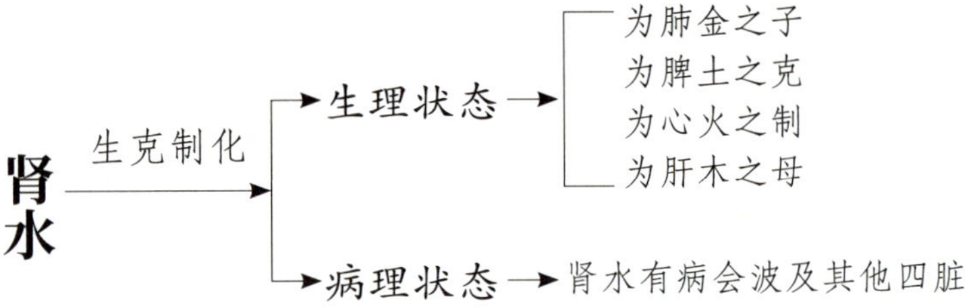

心火篇第二十七

【原文】

少师曰：心火，君火也，何故宜静不宜动？

岐伯曰：君主无为，心为君火，安可有为乎！君主有为，非生民之福也。所以心静则火息，心动则火炎。息则脾胃之土受其益，炎则脾胃之土受其灾。

少师曰：何谓也？

岐伯曰：脾胃之土喜温火之养，恶烈火之逼也。温火养则土有生气，而成活土；烈火逼则土有死气，而成焦土矣。焦土何以生金，肺金干燥，必求济于肾水，而水不足以济之也。

少师曰：肾水本济心火者也，何以救之无裨乎？

岐伯曰：人身之肾水，原非有余，况见心火之太旺，虽济火甚切，独不畏火气之烁乎？故避火之炎，不敢上升于心中也。心无水济则心火更烈，其克肺益甚，肺畏火刑，必求援于肾子，而肾子欲救援而无水，又不忍肺母之凌烁，不得不出其肾中所有，倾国以相助，于是水火两腾，升于上焦，而与心相战。心因无水以克肺，今见水不济心，火来助肺，欲取其水而转与火相合，则火势更旺。于是肺不受肾水之益，反得肾火之虐矣。斯时肝经之木，见肺金太弱，亦出火以焚心，明助肾母以称，实报肺仇而加刃也。

少师曰：何以解氛乎？

岐伯曰：心火动极矣，安其心而火可息也。

少师曰：可用寒凉直折其火乎？

岐伯曰：寒凉可暂用，不可久用也。暂用则火化为水，久用则水变为火也。

少师曰：斯又何故欤？

岐伯曰：心火必得肾水以济之也。滋肾安心，则心火永静；舍肾安心，则心火仍动矣。

少师曰：凡水火未有不相克也，而心肾水火何相交而相济乎？

岐伯曰：水不同耳。肾中邪水，最克心火；肾中真水，最养心火。心中之液，即肾内真水也。肾之真水旺，而心火安。肾之真水衰，而心火沸。是以心肾交而水火既济，心肾开而水火未济也。

少师曰：心在上，肾在下，地位悬殊，何彼此乐交无间乎？

岐伯曰：心肾之交，虽胞胎导之，实肝木介之也。肝木气通，肾无阻隔，肝木气郁，心肾即闭塞也。

少师曰：然则肝木又何以养之？

岐伯曰：肾水为肝木之母，补肾即所以通肝。木非水不旺，火非木不生。欲心液之不枯，必肝血之常足；欲肝血之不乏，必肾水之常盈。补肝木，要不外补肾水也。

少师曰：善。

陈士铎曰：心火，君火也。君心为有形之火，可以水折，不若肾中之火为无形之火也，无形之火可以水养。知火之有形无形，而虚火实火可明矣。

心火（生克制化）

- **生理状态**
  - 为肝木之子
  - 为脾土之母
  - 为肺金之克
  - 为肾水之制
- **病理状态**
  - 心火宜静而不宜动，尤君主之无为与有为，静则五脏安全，动则五脏受损

第四卷

脾土篇第二十八

【原文】

少师问曰：脾为湿土，土生于火，是火为脾土之父母乎？

岐伯曰：脾土之父母，不止一火也。心经之君火，包络、三焦、命门之相火，皆生之。然而君火之生脾土甚疏，相火之生脾土甚切，而相火之中，命门之火尤为最亲。

少师曰：其故何欤？

岐伯曰：命门盛衰，即脾土盛衰，命门生绝即脾土生绝也。盖命门为脾土之父母，实关死生，非若他火之可旺可微、可有可无也。

少师曰：命门火过旺，多非脾土之宜，又何故乎？

岐伯曰：火少则土湿，无发生之机，火多则土干，有燥裂之害。盖脾为湿土，土中有水，命门者，水中之火也。火藏水中，则火为既济之火，自无亢焚之祸，与脾土相宜，故火盛亦盛，火衰亦衰，火生则生，火绝则绝也。若火过于旺，是火胜于水矣。水不足以济火，乃未济之火也。火似旺而实衰，假旺而非真旺也，与脾土不相宜耳，非惟不能生脾，转能耗土之生气。脾土无生气，则赤地干枯，欲化精微以润各脏腑难矣。且火气上炎，与三焦包络之火直冲而上，与心火相合，火愈旺而土愈耗，不成为焦土得乎？

少师曰：焦土能生肺金乎？

岐伯曰：肺金非土不生，今土成焦土，中鲜润泽之气，何以生金哉？且不特不生金也，更且嫁祸于肺矣。盖肺乏土气之生，又多火气之逼，金弱木强，必至之势也。木强凌土，而土败更难生金，肺金绝而肾水亦绝也。水绝则木无以养，木枯自焚，益添火焰，土愈加燥矣。

少师曰：治何经以救之？

岐伯曰：火之有余，水之不足也。补水则火自息，然而徒补水则水不易生，补肺金火气，则水有化源，不患乎无本也。肾得水以制火，则水火相济，火无偏旺之害，此治法之必先补水也。

少师曰：善。

陈士铎曰：脾土与胃土不同生，脾土与胃土生不同。虽生土在于火也，然火各异。生脾土必须于心，生胃土必须于包络。心为君火，包络为相火也，二火断须补肾，以水能生火耳。

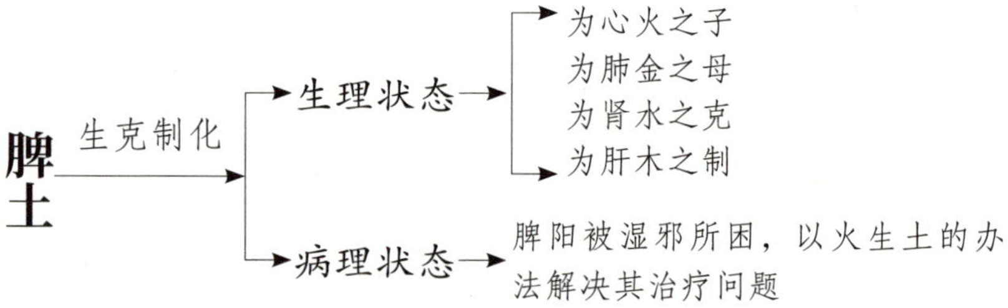

胃土篇第二十九

【原文】

少师问曰：脾胃皆土也，有所分乎？

岐伯曰：脾，阴土也；胃，阳土也。阴土逢火则生，阳土必生于君火。君火者，心火也。

少师曰：土生于火，火来生土，两相亲也，岂胃土遇三焦、命门之相火，辞之不受乎？

岐伯曰：相火与胃不相合也，故相火得之而燔，不若君火得之而乐也。

少师曰：心包亦是相火，何与胃亲乎？

岐伯曰：心包络代君火以司令者也，故心包相火即与君火无异，此胃土之所以相亲也。

少师曰：心包代心之职，胃土取资心包，无异取资心火矣，但二火生胃土则受益，二火助胃火则受祸者，何也？

岐伯曰：胃土衰则喜火之生，胃火盛则恶火之助也。

少师曰：此又何故欤？

岐伯曰：胃阳土，宜弱不宜强。

少师曰：何以不宜强也？

岐伯曰：胃，多气多血之腑，其火易动，动则燎原而不可制，不特烁肺以杀子，且焚心以害母矣；且火之盛者，水之涸也。火沸上腾，必至有焚林竭泽之虞，烁肾水，烧肝木，其能免乎？

少师曰：治之奈何？

岐伯曰：火盛必济之水，然水非外水也，外水可暂救，以止炎，非常治之法也。必大滋其内水之匮。内水者，肾水也。然而火盛之时，滋肾之水不能泻胃之火，以火旺不易灭，水衰难骤生也。

少师曰：又将奈何？

岐伯曰：救焚之法，先泻胃火，后以水济之。

少师曰：五脏六腑皆藉胃气为生，泻胃火不损各脏腑乎？吾恐水未生肾先绝矣。

岐伯曰：火不息则土不安，先息火后济水，则甘霖优渥，土气升腾，自易发生万物，此泻胃正所以救胃，是泻火非泻土也。胃土有生机，各脏腑岂有死法乎？此救胃又所以救肾，并救各脏腑也。

少师曰：胃气安宁，肝木来克奈何？

岐伯曰：肝来克胃，亦因肝木之燥也，木燥则肝气不平矣。不平则木郁不伸，上克胃土，土气自无生发之机。故调胃之法，以平肝为重。肝气平矣，又以补水为急，水旺而木不再郁也；惟是水不易旺，仍须补肺。金旺则生水，水可养木。金旺则制木，木不克土，胃有不得其生发之性者乎。

少师曰：善。

陈士铎曰：胃土以养水为主，养水者助胃也。胃中有水，则胃火不沸，故补肾正所以益胃也。可见胃火之盛由于肾水之衰，补肾水正补胃土也。故胃火可杀，胃土宜培，不可紊也。

包络火篇第三十

【原文】

少师曰：心包之火无异心火，其生克同乎？

岐伯曰：言同则同，言异则异。心火生胃，心包之火不止生胃也。心火克肺，心包之火不止克肺也。

少师曰：何谓也？

岐伯曰：心包之火生胃，亦能死胃。胃土衰，得心包之火而土生；胃火盛，得心包之火而土败。土母既败，肺金之子何能生乎！

少师曰：同一火也，何生克之异？

岐伯曰：心火，阳火也。其势急而可避；心包之火，阴火也，其势缓而可亲。故心火之克肺，一时之刑；心包之克肺，实久远之害。害生于刑者，势急而患未大；害生于恩者，势缓而患渐深也。

少师曰：可救乎？

岐伯曰：亦在制火之有余而已。

少师曰：制之奈何？

岐伯曰：心包，阴火，窃心之阳气以自养，亦必得肾之阴气以自存。心欲温肾，肾欲润心，皆先交心包以通之，使肾水少衰，心又分其水气，肾且供心火之不足，安能分余惠以慰心包，心包干涸，毋怪其害胃土也。补肾水之枯则水足灌心，而化液即足，注心包而化津，此不救胃，正所以救胃也。

少师曰：包络之火可泻乎？

岐伯曰：胃土过旺，必泻心包之火。然心包之火可暂泻而不可久泻也。心包逼近于心，泻包络则心火不宁矣。

少师曰：然则奈何？

岐天师曰：肝经之木，包络之母也。泻肝则心包络之火必衰矣。

少师曰：肝亦心之母也，泻肝而心火不寒乎？

岐天师曰：暂泻肝，则包络损其焰而不至于害心。即久泻肝，则心君减其炎，亦不至于害包络，犹胜于直泻包络也。

少师曰：诚若师言，泻肝经之木，可救急而不可图缓，请问善后之法？

岐伯曰：水旺则火衰，既济之道也，安能舍补肾水。别求泻火哉。

少师曰：善。

陈士铎曰：包络之火为相火，相火宜补不宜泻也，宜补而用泻，必害心包矣。

三焦火篇第三十一

【原文】

少师曰：三焦无形，其火安生乎？

岐伯曰：三焦称腑，虚腑也。无腑而称腑，有随寓为家之义。故逢木则生，逢火则旺，即逢金逢土，亦不相仇而相得，总欲窃各脏腑之气以自旺也。

少师曰：三焦耗脏腑之气，宜为各脏腑之所绝矣，何以反亲之也？

岐伯曰：各脏腑之气，非三焦不能通达上下，故乐其来亲而益之以气，即有偷窃，亦安焉而不问也。

少师曰：各脏腑乐与三焦相亲，然三焦乐与何脏腑为更亲乎？

岐伯曰：最亲者，胆木也。胆与肝为表里，是肝胆为三焦之母，即三焦之家也。无家而寄生于母家，不无府而有府乎？然而三焦之性喜动恶静，上下同流，不乐安居于母宅，又不可谓肝胆之宫竟是三焦之府也。

少师曰：三焦火也，火必畏水，何故与水亲乎？

岐伯曰：三焦之火最善制水，非亲水而喜入于水也。盖水无火气之温则水成寒水矣，寒水何以化物，故肾中之水得三焦之火而生，膀胱之水得三焦之火而化。火与水合，实有既济之欢也。但恐火过于热，制水太甚，水不得益而得损，必有干燥之苦也。

少师曰：然则何以治之？

岐伯曰：泻火而水自流也。

少师曰：三焦无腑，泻三焦之火，何从而泻之？

岐伯曰：视助火之脏腑以泻之，即所以泻三焦也。

少师曰：善。

陈士铎曰：三焦之火附于脏腑，脏腑旺而三焦旺，脏腑衰而三焦衰，故助三焦，在于助各脏腑也，泻三焦火，可置脏腑于不问乎。然则三焦盛衰，全在各脏腑也。

胆木篇第三十二

【原文】

少师曰：胆寄于肝，而木必生于水。肾水之生肝，即是生胆矣，岂另来生胆乎？

岐伯曰：肾水生木必先生肝，肝即分其水以生胆。然肝与胆皆肾子也，肾岂有疏于胆者乎？惟胆与肝为表里，实手足相亲，无彼此之分也。故肾水旺而肝胆同旺，肾水衰而肝胆同衰。非仅肝血旺而胆汁盈，肝血衰而胆汁衰也。

少师曰：然，亦有肾水不衰，胆气自病者，何也？

岐伯曰：胆之汁主藏，胆之气主泄，故喜通不喜塞也。而胆气又最易塞，一遇外寒，胆气不通矣；一遇内郁，胆气不通矣。单补肾水，不舒胆木，则木中之火不能外泄，势必下克脾胃之土。木土交战，多致胆气不平，非助火以刑肺，必耗水以亏肝，于是胆郁肝亦郁矣。肝胆交郁，其塞益甚。故必以解郁为先，不可徒补肾水也。

少师曰：肝胆同郁，将独解胆木之塞乎？

岐伯曰：郁同而解郁，乌可异哉？胆郁而肝亦郁，肝舒而胆亦舒。舒胆之后，济之补水，则水荫木以敷荣，木得水而调达，既不绝肝之血，有不生心之液者乎？自此，三焦得木气以为根，即包络亦得胆气以为助，十二经无不取决于胆也。何忧匮乏哉！

少师曰：善。

陈士铎曰：肝胆同为表里，肝盛则胆盛，肝衰则胆衰，所以治胆以治肝为先。肝易于郁，而胆之易郁又宁与肝胆殊乎？故治胆必治肝也。

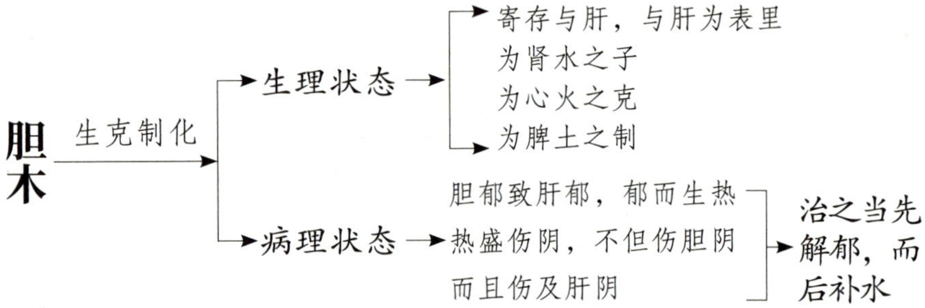

膀胱水篇第三十三

【原文】

少师曰：水属阴，膀胱之水谓之阳水，何也？

岐伯曰：膀胱之水，水中藏火也。膀胱无火水不化，故以阳水名之。膀胱腑中本无火也，恃心肾二脏之火相通化水，水始可藏而亦可泄。夫火属阳，膀胱既通火气，则阴变为阳矣。

少师曰：膀胱通心肾之火，然亲于肾而疏于心也。心火属阳，膀胱亦属阳，阳不与阳亲，何也？

岐伯曰：膀胱与肾为表里，最为关切，故肾亲于膀胱，而膀胱亦不能疏于肾也。心不与膀胱相合，毋怪膀胱之疏心矣。然心虽不合于膀胱，而心实与小肠为表里，小肠与膀胱正相通也。心合小肠，不得不合膀胱矣。是心与膀胱，其迹若远而实近也。

少师曰：然则膀胱亲于心而疏于肾乎？

岐伯曰：膀胱阳水也，喜通阴火而不喜通阳火，似心火来亲，未必得之化水。然而肾火不通心火，则阴阳不交，膀胱之阳火正难化也。

少师曰：此又何故欤？

岐伯曰：心火下交于肾，则心包三焦之火齐来相济，助胃以化膀胱之水。倘心不交肾，心包三焦之火，各奉心火以上炎，何敢下降以私通于肾，既不下降，敢代君以化水乎？

少师曰：君火无为，相火有为，君火不下降，包络相火正可代君出治，何以心火不交，相火亦不降乎？

岐伯曰：君臣一德而天下治。君火交而相火降，则膀胱得火而水化。君火离而相火降，则膀胱得火而水干。虽君火恃相火而行，亦相火必藉君火而治。肾得心火之交，又得包络之降，阴阳台为一性，竟不能分肾为阴，心为阳矣。

少师曰：心肾之离合，膀胱之得失如此乎？

岐伯曰：膀胱，可寒而不可过寒，可热而不可过热。过寒则遗，过热则闭，皆心肾不交之故也。此水火所以重既济耳。

少师曰：善。

陈士铎曰：膀胱本为水腑，然水中藏火，无水不交，无火亦不交也。故心肾二脏皆通于膀胱之腑。膀胱不通，又何交乎！交心肾，正藏水火也。

大肠金篇第三十四

【原文】

少师曰：金能生水，大肠属金，亦能生水乎？

岐伯曰：大肠之金，阳金也。不能生水，且藉水以相生。

少师曰：水何能生金哉？

岐伯曰：水不生金而能养金，养即生也。

少师曰：人身火多于水，安得水以养大肠乎？

岐伯曰：大肠离水，实无以养，而水苦无多，所异者，脾土生金，转输精液，庶无干燥之虞。而后以肾水润之，便庆濡泽耳。是水土俱为大肠之父母也。

少师曰：土生金，而大肠益燥何也？

岐伯曰：土柔而大肠润，土刚而大肠燥矣。

少师曰：土刚何以燥也？

岐伯曰：土刚者，因火旺而刚也。土刚而生金更甚，然未免同火俱生，金喜土而畏火，虽生而实克矣，安得不燥哉。

少师曰：水润金也，又善荡金者，何故欤？

岐伯曰：大肠得真水而养，得邪水而荡也。邪正不两立，势必相遇而相争。邪旺而正不能敌，则冲激澎湃，倾肠而泻矣。故大肠尤宜防水。防水者，防外来之水，非防内存之水也。

少师曰：人非水火不生，人日饮水，何以防之？

岐伯曰：防水何若培土乎？土旺足以制水，土旺自能生金。制水不患邪水之侵。生金无愁真水之涸，自必火静而金安，可传导而变化也。

少师曰：大肠无火，往往有传导变化而不能者，又何故欤？

岐伯曰：大肠恶火又最喜火也。恶火者，恶阳火也。喜火者，喜阴火也。阴火不同，而肾中之阴火尤其所喜。喜火者，喜其火中之有水也。

少师曰：肾火虽水中之火，然而克金，何以喜之？

岐伯曰：肺、肾子母也，气无时不通。肺与大肠为表里，肾气生肺，即生大肠矣。大肠得肾中水火之气，始得司其开阖也。倘水火不入于大肠，开阖无权，何以传导变化乎！

少师曰：善。

陈士铎曰：大肠无水火，何以开阖？开阖既难，何以传导变化乎？可悟大肠必须于水火也。大肠无水火之真，即邪来犯之，故防邪仍宜润正耳。

小肠火篇第三十五

【原文】

少师曰：小肠属火乎？属水乎？

岐伯曰：小肠与心为表里，与心同气，属火无疑。其体则为水之路，故小肠又属水也。

少师曰：然则小肠居水火之间，乃不阴不阳之腑乎。

岐伯曰：小肠属阳，不属阴也。兼属之水者，以其能导水也。水无火不化，小肠有火，故能化水。水不化火，而火且化水，是小肠属火明矣。惟小肠之火代心君以变化，心即分其火气以与小肠，始得导水以渗入于膀胱。然有心之火气、无肾之水气则心肾不交水火不合，水不能遽渗于膀胱矣。

少师曰：斯又何故乎？

岐伯曰：膀胱，水腑也，得火而化，亦必得水而亲。小肠之火欲通膀胱，必得肾中真水之气以相引，而后心肾会而水火济，可渗入亦可传出也。

少师曰：小肠为受盛之官，既容水谷，安在肠内无水，必藉肾水之通膀胱乎？

岐伯曰：真水则存而不泄，邪水则走而不守也。小肠得肾之真水，故能化水谷而分清浊，不随水谷俱出也。此小肠所以必资于肾气耳。

少师曰：善。

陈士铎曰：小肠之火，有水以济之。故火不上焚，而水始下降也。火不上焚者，有水以引之也，水不下降者，有火以升之也，有升有引，皆既济之道也。

命门真火篇第三十六

【原文】

少师曰：命门居水火中，属水乎？属火乎？

岐伯曰：命门，火也，无形有气，居两肾之间，能生水而亦藏于水也。

少师曰：藏于水以生水，何也？

岐伯曰：火非水不藏，无水则火沸矣；水非火不生，无火则水绝矣。水与火盖两相生而两相藏也。

少师曰：命门之火既与两肾相亲，宜与各脏腑疏矣？

岐伯曰：命门为十二经之主，不止肾恃之为根，各脏腑无不相合也。

少师曰：十二经皆有火也，何藉命门之生乎？

岐伯曰：十二经之火皆后天之火也，后天之火非先天之火不化。十二经之火得命门先天之火则生生不息，而后可转输运动，变化于无穷也。此十二经所以皆仰望于命门，各倚之为根也。

少师曰：命门之火气甚微，十二经皆来取资，尽为分给，不虞匮乏乎？

岐伯曰：命门居水火中，水火相济，取之正无穷也。

少师曰：水火非出于肾乎？

岐伯曰：命门水火虽不全属于肾，亦不全离乎肾也。盖各经之水火均属后天，独肾中水火则属先天也。后天火易旺，先天火易衰。故命门火微，必须补火，而补火必须补肾，又必兼水火补之。正以命门之火可旺，而不可过旺也。火之过旺，水之过衰也。水衰不能济火，则火无所制，必焚沸于十二经，不受益而受损矣。故补火必须于水中补之，水中补火则命门与两肾有既济之欢，分布于十二经，亦无未济之害也。

少师曰：命门之系人生死甚重，《内经》何以遗之？

岐伯曰：未尝遗也。主不明则十二官危。所谓主者，正指命门也。七节之旁有小心，小心者，亦指命门也，人特未悟耳。

少师曰：命门为主，前人未言，何也？

岐伯曰：广成子云：窈窈冥冥，其中有神，恍恍惚惚，其中有气。亦指命门也，谁谓前人勿道哉。且命门居于肾，通于任督，更与丹田神室相接，存神于丹田，所以温命门也；守气于神室，所以养命门也。修仙之道，无非温养命门耳。命门旺而十二经皆旺，命门衰而十二经皆衰也。命门生而气生，命门绝而气绝矣。

少师曰：善。

陈士铎曰：命门为十二经之主，《素问》不明言者，以主之难识耳。然不明言者，未尝不显言之也，无如世人不悟耳。经天师指示，而命门绝而不绝矣。秦火未焚之前，何故修命门者少，总由于不善读《内经》也。

第五卷

命门经主篇第三十七

【原文】

雷公问于岐伯曰：十二经各有一主，主在何经？

岐伯曰：肾中之命门，为十二经之主也。

雷公曰：十二经最神者，心也，宜心为主，不宜以肾中之命门为主也。

岐伯曰：以心为主，此主之所以不明也。主在肾之中，不在心之内。然而离心非主，离肾亦非主也。命门殆通心肾以为主乎？岂惟通心肾哉？五脏七腑无不共相贯通也。

雷公曰：其共相贯通者，何也？

岐伯曰：人非火不生，命门属火，先天之火也。十二经得命门之火始能生化，虽十二经未通于命门，亦命门之火原能通之也。

雷公曰：命门属火，宜与火相亲，何偏居于肾以亲水气耶？

岐伯曰：肾火，无形之火也；肾水，无形之水也。有形之火，水能克之；无形之火，水能生之。火克于水者，有形之水也；火生于水者，无形之水也。然而无形之火偏能生无形之水，故火不藏于火，转藏于水，所谓一阳陷于二阴之间也。人身先生命门，而后生心，心生肺，肺生脾，脾生肝，肝生肾，相合而相生，亦相克而相生也。十二经非命门不生，正不可以生克而拘视之也。故心得命门而神明应物也，肝得命门而谋虑也，胆得命门而决断也，胃得命门而受纳也，脾得命门而转输也，肺得命门而治节也，大肠得命门而传导也，小肠得命门而布化也，肾得命门，而作强也，三焦得命门而决渎也，膀胱得命门而畜泄也。是十二经为主之官，而命门为十二官之主，有此主则十二官治，无此主则十二官亡矣！命门为主，供十二官之取资。其火易衰，其火亦易旺。然衰乃真衰，旺乃假旺。先天之火非先天之水不生，水中补火，则真衰者不衰矣；火中补水，则假旺者不旺矣。见其衰，补火而不济之以水，则火益微；见其旺，泻火而不济之以水，则火益炽。

雷公曰：何道之渺乎！非天师，又孰能知之？

陈士铎曰：命门在心肾之中，又何说之有，无如世人未知也。本篇讲得畅快，非无主之文。

五行生克篇第三十八

【原文】

雷公问于岐伯曰：余读《内经》，载五行甚详，其旨尽之乎？

岐伯曰：五行之理，又何易穷哉。

雷公曰：盍不尽言之？

岐伯曰：谈天乎？谈地乎？谈人乎？

雷公曰：请言人之五行。

岐伯曰：心肝脾肺肾配火木土金水，非人身之五行乎。

雷公曰：请言其变。

岐伯曰：变则又何能尽哉，试言其生克。生克之变者，生中克也，克中生也，生不全生也，克不全克也，生畏克而不敢生也，克畏生而不敢克也。

雷公曰：何以见生中之克乎？

岐伯曰：肾生肝，肾中无水，水涸而火腾矣，肝木受焚，肾何生乎？肝生心，肝中无水，水燥而木焦矣，心火无烟，肝何生乎？心，君火也，包络，相火也，二火无水将自炎也。土不得火之生，反得火之害矣。脾生肺金也，土中无水，干土何以生物？铄石流金，不生金，反克金矣。肺生肾水也，金中无水，死金何以出泉？崩炉飞汞，不生水反克水矣。盖五行多水则不生，五行无水亦不生也。

雷公曰：何以见克中之生乎？

岐伯曰：肝克土，土得木以疏通，则土有生气矣。脾克水，水得土而畜积，则土有生基矣。肾克火，火得水以相济，则火有神光矣。心克金，然肺金必得心火以煅炼也。肺克木，然肝木必得肺金以斫削也。非皆克以生之乎。

雷公曰：请言生不全生。

岐伯曰：生不全生者，专言肾水也。各脏腑无不取资于肾，心得肾水而神明焕发也，脾得肾水而精微化导也，肺得肾水而清肃下行也，肝得肾水而谋虑决断也，七腑亦无不得肾水而布化也。然而取资多者分给必少矣，亲于此者疏于彼，厚于上者薄于下，此生之所以难全也。

雷公曰：请言克不全克。

岐伯曰：克不全克者，专言肾火也。肾火易动难静，易逆难顺，易上难下，故一动则无不动矣，一逆则无不逆矣，一上则无不上矣。腾于心，躁烦矣；入于脾，干涸矣；并于肺，喘嗽矣；流于肝，焚烧矣；冲击于七腑，燥渴矣。虽然肾火乃雷火也，亦龙火也。龙雷之火，其性虽猛，然聚则力专，分则势散，无乎不克，反无乎全克矣。

雷公曰：生畏克而不敢生者，若何？

岐伯曰：肝木生心火也，而肺金太旺，肝畏肺克，不敢生心，则心气转弱，金克肝木矣。心火生胃土也，而肾火太旺，不敢生胃，则胃气更虚，水侵胃土矣。心包之火生脾土也，而肾水过泛，不敢生脾，则脾气加困，水欺脾土矣。脾胃之土生肺金也，而肝木过刚，脾胃畏肝不敢生肺，则肺气愈损，木侮脾胃矣。肺金生肾水也，而心火过炎，肺畏心克，不敢生肾，则肾气益枯，火刑肺金矣。肾水生肝木也，而脾胃过燥，肾畏脾胃之土，不敢生肝，则肝气更凋，土制肾水矣。

雷公曰：何法以制之乎？

岐伯曰：制克以遂其生，则生不畏克，助生而忘其克，则克即为生。

雷公曰：善。克畏生而不敢克者，又若何？

岐伯曰：肝木之盛，由于肾水之旺也，木旺而肺气自衰，柔金安能克刚木乎？脾胃土盛，由于心火之旺也，土旺而肝气自弱，僵木能克焦土乎？肾水之盛，由肺金之旺也，水旺而脾土自微，浅土能克湍水乎？心火之盛，由于肝木之旺也，火旺而肾气必虚，弱水能克烈火乎？肺金之盛，由于脾土之旺也，金盛而心气自怯，寒火能克顽金乎。

雷公曰：何法以制之？

岐伯曰：救其生不必制其克，则弱多为强，因其克反更培其生，则衰转为盛。

雷公曰：善。

> 陈士铎曰：**五行生克，本不可颠倒，不可颠倒而颠倒者，言生克之变也。篇中专言其变，而变不可穷矣，当细细观之。**

五行的生克乘侮

五行学说认为宇宙由木、火、水、土、金五种最基本的物质构成，并以五行之间的相生相克规律来认识世界，解释和探求自然规律。

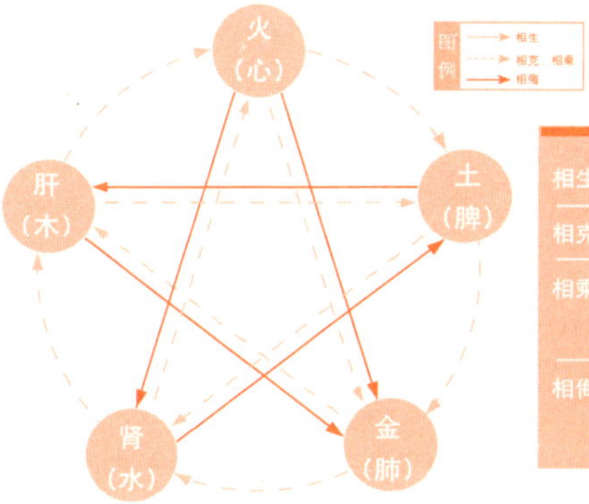

相生 木生火，火生土，土生金，金生水，水生木。

相克 木克土，土克水，水克火，火克金，金克木。

相乘（五行中的一行对另一行克制）
木乘土，土乘水，水乘火，火乘金，金乘木。

相侮（五行中的一行对克己者反克）
木侮金，金侮火，火侮水，水侮土，土侮木。

脏器脉络五行对应表

天干预——十天干对脉络

甲	乙	丙	丁	戊	己	庚	辛	壬	癸
木	木	火	火	土	土	金	金	水	水
阳跷	阴跷	带脉	冲脉	任脉	督脉	阳维	阴维	命门	胞络

地支预——十二地支对脏器

子	丑	寅	卯	辰	巳	午	未	申	酉	戌	亥
水	土	木	木	土	火	火	土	金	金	土	水
心	肝	脾	肺	肾	心包	胆	胃	膀胱	三焦	大肠	小肠

小心真主篇第三十九

【原文】

为当问于岐伯曰：物之生也，生于阳；物之成也，成于阴。阳，火也；阴，水也。二者在身，藏于何物乎？

岐伯曰：大哉问也！阴阳有先后天之殊也。后天之阴阳藏于各脏腑，先天之阴阳藏于命门。

为当曰：命门何物也？

岐伯曰：命门者，水火之源。水者，阴中之水也；火者，阴中之火也。

为当曰：水火均属阴，是命门藏阴不藏阳也，其藏阳又何所乎？

岐伯曰：命门藏阴即藏阳也。

为当曰：其藏阴即藏阳之义何居？

岐伯曰：阴中之水者，真水也；阴中之火者，真火也。真火者，真水之所生；真水者，真火之所生也。水生于火者，火中有阳也。火生于水者，水中有阳也。故命门之火，谓之原气。命门之水，谓之原精。精旺则体强，气旺则形壮。命门水火，实藏阴阳，所以为十二经之主也。主者，即十二官之化源也。命门之精气尽则水火两亡，阴阳间隔，真息不调，人病辄死矣。

为当曰：阴阳有偏胜，何也？

岐伯曰：阴胜者，非阴盛也，命门火微也；阳胜者，非阳盛也，命门水竭也。

为当曰：阴胜在下，阳胜在上者，何也？

岐伯曰：阴胜于下者，水竭其源则阴不归阳矣；阳胜于上者，火衰其本则阳不归阴矣。阳不归阴则火炎于上而不降，阴不归阳则水沉于下而不升。可见命门为水火之府也，阴阳之宅也，精气之根也，死生之窦也。

为当曰：命门为十二官之主，寄于何脏？

岐伯曰：七节之旁，中有小心，小心即命门也。

为当曰：膈肓之上，中有父母，非小心之谓欤。

岐伯曰：膈肓之上，中有父母者，言三焦包络也，非言小心也。小心在心之下，肾之中。

陈士铎曰：小心在心肾之中，乃阴阳之中也。阴无阳气则火不生，阳无阴气则水不长。世人错认小心在膈肓之上，此命门真主不明也，谁知小心即命门哉。

水不克火篇第四十

【原文】

大封司马问于岐伯曰：水克火者也，人有饮水而火不解者，岂水不能制火乎？

岐伯曰：人生于火，养于水。水养火者，先天之真水也；水克火者，后天之邪水也。饮水而火热不解者，外水不能救内火也。

大封司马曰：余终不解其义，幸明示之。

岐伯曰：天开于子，地辟于丑，人生于寅，寅实有火也。天地以阳气为生，以阴气为杀。阳即火，阴即水也。然而火不同，有形之火，离火也。无形之火，乾火也。有形之火，水之所克。无形之火，水之所生。饮水而火不解者，无形之火得有形之水而不相入也。岂惟不能解，且有激之而火炽者。

大封司马曰：然则水不可饮乎？

岐伯曰：水可少饮以解燥，不可畅饮以解氛。

大封司马曰：此何故乎？

岐伯曰：无形之火旺，则有形之火微。无形之火衰，则有形之火盛。火得水反炽，必多饮水也，水多则无形之火因之益微矣。无形之火微，而有形之火愈增酷烈之势，此外水之所以不能救内火，非水之不克火也。

大封司马曰：何以治之？

岐伯曰：补先天无形之水，则无形之火自息矣。不可见其火热，饮水不解，劝多饮以速亡也。

陈士铎曰：水分有形无形，何疑于水哉。水克有形之火，难克无形之火，故水不可饮也。说得端然实理，非泛然而论也。

三关升降篇第四十一

【原文】

巫咸问曰：人身三关，在何经乎？

岐伯曰：三关者，河车之关也，上玉枕，中夹脊，下尾闾。

巫咸曰：三关何故关人生死乎？

岐伯曰：关人生死，故名曰关。

巫咸曰：请问生死之义？

岐伯曰：命门者，水中火也。水火之中实藏先天之气，脾胃之气后天之气也。先天之气不交于后天，则先天之气不长；后天之气不交于先天，则后天之气不化。二气必昼夜交，而后生生不息也。然而后天之气必得先天之气，先交而后生。而先天之气必由下而上开，降诸脾胃，以分散于各脏腑。三关者，先天之气所行之径道也。气旺则升降无碍，气衰则阻，阻则人病矣。

巫咸曰：气衰安旺乎？

岐伯曰：助命门之火，益肾阴之水，则气自旺矣。

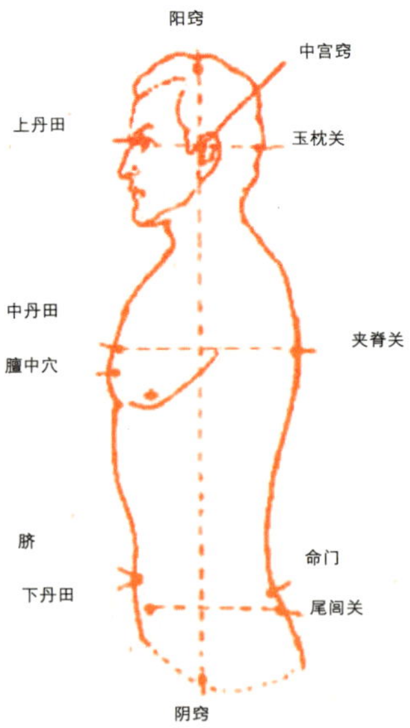

三关九窍示意图

巫咸曰：善。

陈士铎曰：人有三关，故可生可死。然生死实在先天，不在后天也。篇中讲后天者返死而生，非爱生而恶死。人能长守先天，何恶先天之能死乎。

表微篇第四十二

【原文】

奚仲问于岐伯曰：天师《阴阳别论》中有阴结，阳结之言，结在脏乎？抑结在腑乎？

岐伯曰：合脏腑言之也。

奚仲曰：脏阴腑阳，阴结在脏，阳结在腑乎？

岐伯曰：阴结、阳结者，言阴阳之气结也。合脏腑言之，非阳结而阴不结，阴结而阳不结也。阴阳之道，彼此相根，独阳不结，独阴亦不结也。

奚仲曰：《阴阳别论》中，又有刚与刚之言，言脏乎？言腑乎？

岐伯曰：专言脏腑也，阳阴气不和，脏腑有过刚之失，两刚相遇，阳过旺阴不相接也。

奚仲曰：脏之刚乎？抑腑之刚乎？

岐伯曰：脏刚传腑，则刚在脏也；腑刚传脏，则刚在腑也。

奚仲曰：《阴阳别论》中又有阴搏、阳搏之言，亦言脏腑乎？

岐伯曰：阴搏、阳搏者，言十二经之脉，非言脏腑也。虽然十二脏腑之阴阳不和，而后十二经脉始现阴阳之搏，否则搏之象不现于脉也。然则阴搏阳搏，言脉而即言脏腑也。

奚仲曰：善。

陈士铎曰：阳结、阴结、阴搏、阳搏，俱讲得微妙。

呼吸篇第四十三

【原文】

雷公问于岐伯曰：人气之呼吸应天地之呼吸乎？

岐伯曰：天地人同之。

雷公曰：心肺主呼，肾肝主吸，是呼出乃心肺也，吸入乃肾肝也。何有时呼出不属心肺而属肾肝，吸入不属肾肝而属心肺乎？

岐伯曰：一呼不再呼，一吸不再吸，故呼中有吸，吸中有呼也。

雷公曰：请悉言之。

岐伯曰：呼出者，阳气之出也。吸入者，阴气之入也。故呼应天，而吸应地。呼不再呼，呼中有吸也；吸不再吸，吸中有呼也。故呼应天而亦应地，吸应地而亦应天。所以呼出心也，肺也，从天言之也；吸入肾也、肝也，从地言之也。呼出肾也、肝也，从地言之也；吸入心也、肺也，从天言之也。盖独阳不生，呼中有吸者，阳中有阴也；独阴不长，吸中有呼者，阴中有阳也。天之气不降，则地之气不升；地之气不升，则天之气不降。天之气下降者，即天之气呼出也；地之气上升者，即地之气吸入也。故呼出心肺，阳气也，而肾肝阴气辄随阳而俱出矣。吸入肾肝，阴气也，而心肺阳气辄随阴而俱入矣。所以阴阳之气虽有呼吸，而阴阳之根无间隔也。呼吸之间，虽有出入而，阴阳之本无两歧也。

雷公曰：善。

陈士铎曰：呼中有吸，吸中有呼，是一是二，人可参天地也。

脉动篇第四十四

【原文】

雷公问于岐伯曰：手太阴肺、足阳明胃、足少阴肾，三经之脉常动不休者何也？

岐伯曰：脉之常动不休者，不止肺胃肾也。

雷公曰：何以见之？

岐伯曰：四末阴阳之会者，气之大络也。四街者，气之曲径也。周流一身，昼夜环转，气无一息之止，脉无一晷之停也。肺胃肾脉独动者，胜于各脏腑耳。非三经之气独动不休也。夫气之在脉也，邪气中之也，有清气中之，有浊气中之。邪气中之也，清气中在上，浊气中在下，此皆客气也。见于脉中，决于气口。气口虚，补而实之；气口盛，泻而泄之。

雷公曰：十二经动脉之穴，可悉举之乎？

岐伯曰：手厥阴心包经，动脉在手之劳宫也。手太阴肺经，动脉在手之太渊也。手少阴心经，动脉在手之阴郄也。足太阴脾经，动脉在腹冲门也。足厥阴肝经，动脉在足之太冲也。足少阴肾经，动脉在足之太溪也。手少阳三焦经，动脉在面之和髎也。手太阳小肠经，动脉在项之天窗也。手阳明大肠经，动脉在手之阳溪也。足太阳膀胱经，动脉在足之委中也。足少阳胆经，动脉在足之悬钟也。足阳明胃经，动脉在足之冲阳也。各经时动时止，不若胃为六腑之原，肺为五脏之主，肾为十二经之海，各常动不休也。

陈士铎曰：讲脉之动处，俱有条理，非无因之文也。

经脉运行通路上的脉诊部位

五脏经脉都行经手腕处的寸、关、尺部位，左右手腕的寸、关、尺就是我们常用来候诊脏腑的关键部位。

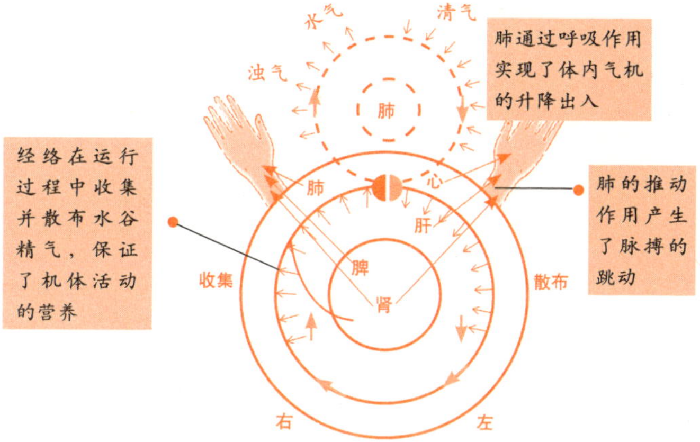

经脉（阴经）	动脉穴		经脉（阳经）
手太阴肺经	太渊	阳溪	手阳明大肠经
手少阴心经	阴郄	天窗	手太阳小肠经
手厥阴心包经	劳宫	和髎	手少阳三焦经
足太阴脾经	冲门	冲阳	足阳明胃经
足少阴肾经	太溪	委中	足太阳膀胱经
足厥阴肝经	太冲	悬钟	足少阳胆经

十二经动脉穴位图

瞳子散大篇第四十五

【原文】

云师问于岐伯曰：目病瞳子散大者何也？

岐伯曰：必得之内热多饮也。

云师曰：世人好饮亦常耳，未见瞳子皆散大也。

岐伯曰：内热者，气血之虚也，气血虚则精耗矣。五脏六腑之精皆上注于目，瞳子尤精之所注也。精注瞳子而目明，精不注瞳子而目暗。今瞳子散大，则视物必无准矣。

云师曰：然往往视小为大也。

岐伯曰：瞳子之系通于脑，脑热则瞳子亦热，热极而瞳子散大矣。夫瞳子之精，神水也。得脑气之热，则水中无非火气，火欲爆而光不收，安得不散大乎？

云师曰：何火之虐乎？

岐伯曰：必饮火酒兼食辛热之味也。火酒大热，得辛热之味以助之，则益热矣。且辛之气散，而火酒者，气酒也，亦主散。况火酒至阳之味，阳之味必升于头面，火热之毒直归于脑中矣。脑中之精最恶散而最易散也，得火酒辛热之气，有随入随散者，脑气既散于中，而瞳子散大应于外矣。彼气血未虚者，脑气尚不至尽散也，故瞳子亦无散大之象，然目则未有不昏者也。

云师曰：善。

陈士铎曰：瞳子散大，不止于酒。大约肾水不足，亦能散大。然水之不足，乃火之有余也。益其阴而火降，火降而散大者不散大也，不可悟火之虐乎？必认作火酒之一者，尚非至理。

第六卷

诊原篇第四十六

【原文】

雷公又问于岐伯曰：五脏六腑各有原穴，诊之可以知病，何也？

岐伯曰：诊脉不若诊原也。

雷公曰：何谓也？

岐伯曰：原者，脉气之所注也。切脉之法繁而难知，切腧之法约而易识。

雷公曰：请言切腧之法。

岐伯曰：切腧之法，不外阴阳。气来清者阳也，气来浊者阴也。气来浮者阳也，气来沉者，阴也。浮而无者，阳将绝也；沉而无者，阴将绝也。浮而清者，阳气之生也；沉而清者，阴气之生也。浮而浊者，阴血之长也；浮而清者，阳血之长也。以此诊腧，则生死浅深如见矣。

> 陈士铎曰：诊原法，不传久矣！天师之论，真得其要也。

十二经脉原穴表

经脉	经脉名	原穴
经脉（阴经）	手太阴肺经	太渊
	手少阴心经	神门
	手厥阴心包经	大陵
	足太阴脾经	太白
	足少阴肾经	太溪
	足厥阴肝经	太冲
经脉（阳经）	手阳明大肠经	合谷
	手太阳小肠经	腕骨
	手少阳三焦经	阳池
	足阳明胃经	冲阳
	足太阳膀胱经	京骨
	足少阳胆经	丘墟

精气引血篇第四十七

【原文】

力牧问于岐伯曰：九窍出血何也？

岐伯曰：血不归经耳。

力牧曰：病可疗乎？

岐伯曰：疗非难也，引其血之归经则瘥矣。

力牧曰：九窍出血，脏腑之血皆出矣，难疗而曰易疗者，何也？

岐伯曰：血失一经者重，血失众经者轻。失一经者伤脏腑也，失众经者伤经络也。

力牧曰：血已出矣，何引而归之？

岐伯曰：补气以引之，补精以引之也。

力牧曰：气虚则血难摄。补气摄血，则余已知之矣；补精引血，余实未知也。

岐伯曰：血之妄行，由肾火之乱动也。肾火乱动，由肾水之大衰也。血得肾火而有所归，亦必得肾水以济之也。夫肾水肾火如夫妇之不可离也，肾水旺而肾火自归，肾火安而各经之血自息。犹妇在家而招其夫，夫既归宅，外侮辄散，此补精之能引血也。

力牧曰：兼治之乎，抑单治之乎？

岐伯曰：先补气后补精，气虚不能摄血，血摄而精可生也。精虚不能藏血，血藏而气益旺也，故补气必须补精耳。

力牧曰：善！虽然血之妄出，疑火之祟耳，不清火而补气，毋乃助火乎？

岐伯曰：血至九窍之出，是火尽外泄矣。热变为寒，乌可再泄火乎？清火则血愈多矣。

力牧曰：善。

陈士铎曰：失血补气，本是妙理，谁知补精即补气乎。补气寓于补精之中，补精寓于补血之内，岂是泛然作论者。寒变热，热变寒，参得个中趣，才是大罗仙。

天人一气篇第四十八

【原文】

大挠问于岐伯曰：天有转移，人气随天而转移，其故何也？

岐伯曰：天之转移，阴阳之气也；人之气亦阴阳之气也，安得不随天气为转移乎？

大挠曰：天之气分春夏秋冬，人之气恶能分四序哉？天之气配日月支干，人之气恶能配两曜、一旬、十二时哉？

岐伯曰：公泥于甲子以论天也。天不可测而可测，人亦不可测而可测也。天之气有春夏秋冬，人之气有喜怒哀乐，未尝无四序也；天之气有日月，人之气有水火，未尝无两曜也。天之气有甲、乙、丙、丁、戊、己、庚、辛、壬、癸，人之气有阳跷、阴跷、带、冲、任督、阳维、阴维、命门、包络，未尝无一旬也；天之气有子、丑、寅、卯、辰、巳、午、未、申、酉、戌、亥，人之气有心、肝、脾、肺、肾、心包、胆、胃、膀胱、三焦、大小肠，未尝无十二时也。天有气，人即有气以应之，天人何殊乎？

大挠曰：天之气万古如斯，人之气何故多变动乎？

岐伯曰：人气之变动因乎人，亦因乎天也。春宜温而寒，则春行冬令矣；春宜温而热，则春行夏令矣；春宜温而凉，则春行秋令矣。夏宜热而温，则夏行春令也；夏宜热而凉，则夏行秋令也；夏宜热而寒，则夏行冬令也。秋宜凉而热，非秋行夏令乎？秋宜凉而温，非秋行春令乎？秋宜凉而寒，非秋行冬令乎？冬宜寒而温，是冬行春令矣；冬宜寒而热，是冬行夏令矣；冬宜寒而凉，是冬行秋令矣。倒行逆施在天，既变动若此，欲人脏腑中不随天变动，必不得之数矣。

大挠曰：天气变动，人气随天而转移，宜尽人皆如是矣，何以有变有不变也？

岐伯曰：人气随天而变者，常也。人气不随天而变者，非常也。

大挠曰：人气不随天气而变，此正人守其常也，天师谓非常者，予不得其旨，请言其变。

岐伯曰：宜变而不变，常也。而余谓非常者，以其异于常人也。斯人也必平日固守元阳，未丧其真阴者也。阴阳不凋，随天气之变动，彼自行其阴阳之正令，故能不变耳。

大挠曰：彼变动者，何以治之？

岐伯曰：有余者泻之，不足者补之，郁则达之，热则寒之，寒则温之，如此而已。

> **陈士铎曰**：天人合一，安能变乎，说得合一之旨。

阴阳变化与养生

自然界阴阳之气是在不断变化的，但是这种变化是有规律的：阳气轻清上升，阴气重浊下降。天地的运动就是以阴阳变化为纲领的。所以，明智之人，应顺应这种变化，调养身体。

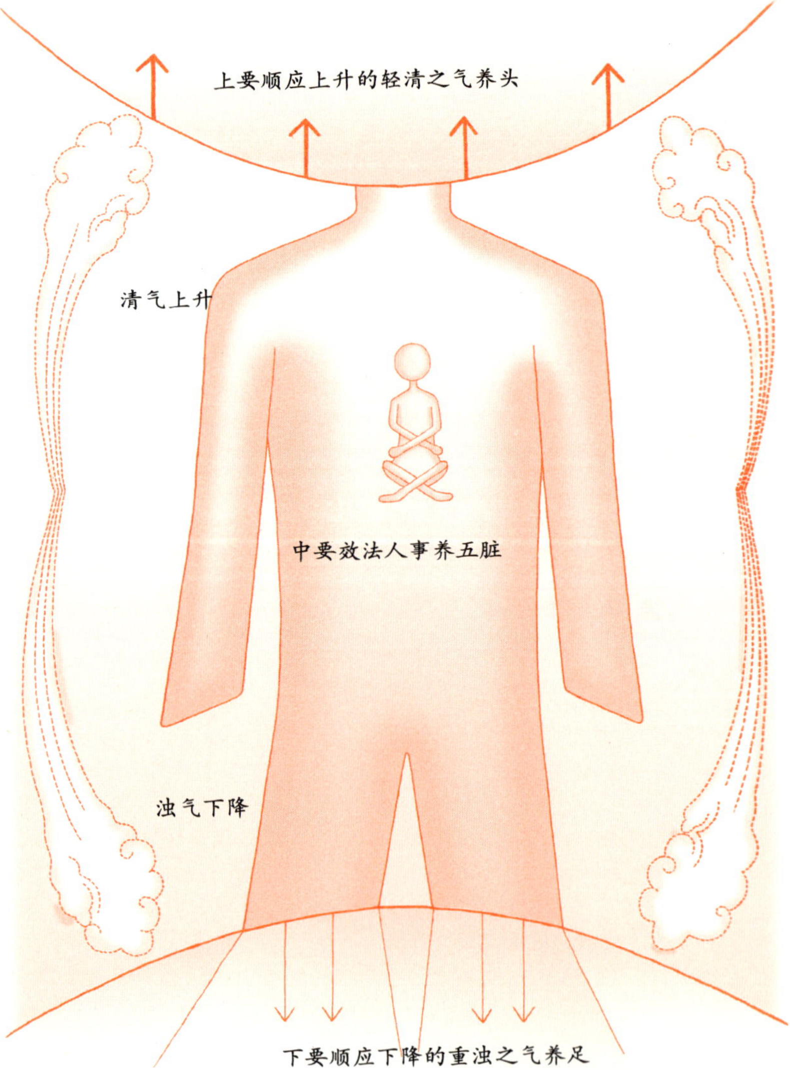

地气合人篇第四十九

【原文】

大挠问曰：天人同气，不识地气亦同于人乎？

岐伯曰：地气之合于人气，《素问》《灵枢》已详哉言之。何公又问也？

大桡曰：《内经》言地气，统天气而并论也，未尝分言地气。

岐伯曰：三才并立，天气即合于地气，地气即合于人气，原不必分言之也。

大挠曰：地气有独合于人气之时，请言其所以合也？

岐伯曰：言其合则合，言其分则分。

大挠曰：请言人之独合于地气。

岐伯曰：地有九州，人有九窍，此人之独合于地也。

大挠曰：《内经》言之矣。

岐伯曰：虽言之，未尝分析之也。

大挠曰：请言其分。

岐伯曰：左目合冀，右目合雍，鼻合豫，左耳合扬，右耳合兖，口合徐，脐合荆，前阴合营，后阴合幽也。

大挠曰：其病何以应之？

岐伯曰：冀之地气逆，而人之左目病焉。雍之地气逆，而人之右目病焉。豫之地气逆，而人之鼻病焉。扬之地气逆，而人之左耳病焉。兖之地气逆，而人之右耳病焉。徐之地气逆，而人之口病焉。荆之地气逆，而人之脐病焉。营之地气逆，而人之前阴病焉。幽之地气逆，而人之后阴病焉。此地气之合病气也。

大挠曰：有验有不验，何也?

岐伯曰：验者人气之漓也，不验者人气之固也。固者多漓者少，故验者亦少，似地气之不尽合人气也，然而合者，理也。

大挠曰：既有不验，恐非定理?

岐伯曰：医统天地人以言道，乌可缺而不全乎? 宁言地气，听其验不验也。

大挠曰：善。

陈士铎曰：地气实合于天，何分于人乎？地气有验不验者，非分于地气，已说其合，胡必求其合哉。

三才并论篇第五十

【原文】

鬼臾区问曰：五运之会，以司六气，六气之变以害五脏，是五运之阴阳，即万物之纲纪，变化之父母，生杀之本始也。夫子何以教区乎？

岐伯曰：子言是也。鬼臾区退而作《天元纪》各论，以广五运六气之义。

岐伯曰：鬼臾区之言大而肆乎！虽然，执鬼臾区之论概治五脏之病，是得一而失一也。

鬼臾区曰：何谓乎？

岐伯曰：五运者，五行也，谈五运即阐五行也。然五行止有五，五运变成六，明者视六犹五也，昧者眩六为千矣。

鬼臾区曰：弟子之言非欤？

岐伯曰：子言是也。

鬼臾区曰：弟子言是，夫子有后言，请亟焚之。

岐伯曰：医道之大也，得子言大乃显。然而医道又微也，执子言，微乃隐，余所以有后言也。虽然，余之后言，正显子言之大也。

鬼臾区曰：请悉言之。

岐伯曰：五运乘阴阳而变迁，五脏因阴阳而变动。执五运以治病，未必有合也；舍五运以治病，未必相离也。遗五运以立言，则医理缺其半；统五运以立言，则医道概其全。予故称子言之大而肆也。

鬼臾区曰：请言缺半之理。

岐伯曰：阴阳之气，有盈有虚；男女之形，有强有弱。盈者虚之兆，虚者盈之机，盖两相伏也；强者弱之媒，弱者强之福，盖两相倚也。合天地人以治邪，不可止执五运以治邪也；合天地人以扶正，不可止执五运以扶正也。

鬼臾区曰：医道合天地人者，始无弊乎？

岐伯曰：人之阴阳与天地相合也。阳极生阴，阴极生阳，未尝异也。世疑阴多于阳，阴有群阴，阳无二阳也，谁知阳有二阳乎？有阳之阳，有阴之阳。君火为阳之阳，相火为阴之阳。人有君火相火，而天地亦有之，始成其为天，成其为地也。使天地无君火，万物何以昭苏？天地无相火，万物何以震动？天地之君火，日之气也；天地之相火，雷之气也。雷出于地而轰于天，日临于天而照于地。盖上下相合，人亦何独不然？合天地人以治病则得其全，执五运以治病则缺其半矣！

鬼臾区稽首而叹曰：大哉！圣人之言乎！区无以测师矣。

陈士铎曰：六气即五行之论，知五行即知六气矣。世不知五运即不知五行也，不知五行，即不知六气矣。

六气主时

运气学说是古代预测技术的重要理论依据。一年为六气所主管，六气与五行相对应，每一气又都有自己的主时位置，主管60日又87.5刻。

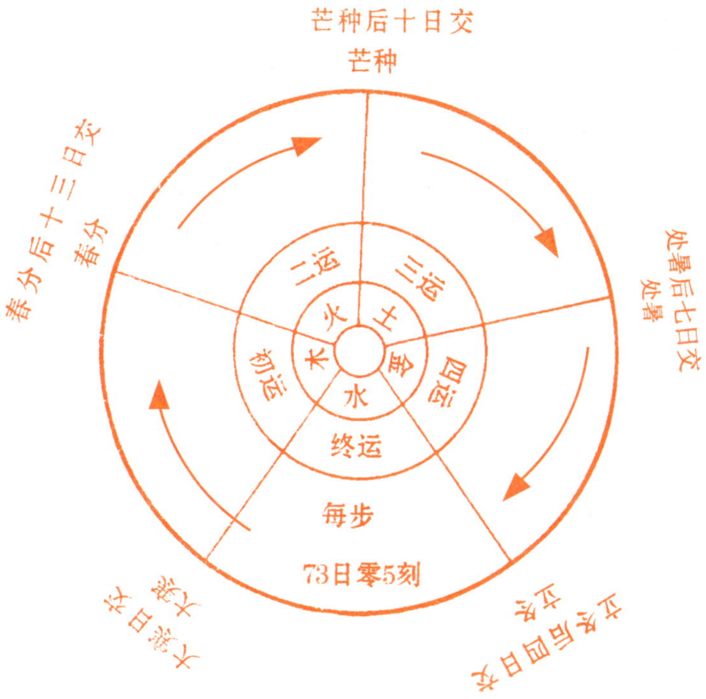

五运六气离合篇第五十一

【原文】

鬼臾区问曰：五运与六气并讲，人以为异，奈何？

岐伯曰：五运非六气则阴阳难化，六气非五运则疾病不成，二者合而不离也。夫寒暑湿燥风火，此六气也。金木水火土，此五运也。六气分为六，五运分为五，何不可者？讵知六气可分，而五运不可分也。盖病成于六气，可指为寒、暑、湿、燥、风、火；病成于五运，不可指为金、木、水、火、土，以金病必兼水，水病必兼木，木病必兼火，火病必兼土，土病必兼金也。且有金病而木亦病，木病而土亦病，土病而水亦病，水病而火亦病，火病而金亦病也。故六气可分门以论证，五运终难拘岁以分门，诚以六气随五运以为转移，五脏因六气为变乱，此分之不可分也。

鬼臾区曰：然则何以治六气乎？

岐伯曰：五运之盛衰随五脏之盛衰为强弱，五脏盛而六气不能衰，五脏强而六气不能弱。逢司天、在泉之年，寒暑湿燥风火有病有不病者，正五脏强而不弱也，所以五脏盛者，何畏运气之侵哉。

鬼臾区曰：善。

陈士铎曰：六气之病，因五脏之不调也。五脏之不调即五行之不正也，调五行即调六气矣。

司天、在泉、左右间气

左右间气、司天、在泉是值年客气在这一年中主事的统称。司天在泉加上左右间气，共为六气。图中心标注了左右间气、司天、在泉，六气分作六步来推移。值年客气逐年推移，因此，司天在泉四间气也，每年不同。

主管每年上半年的客气称为司天之气

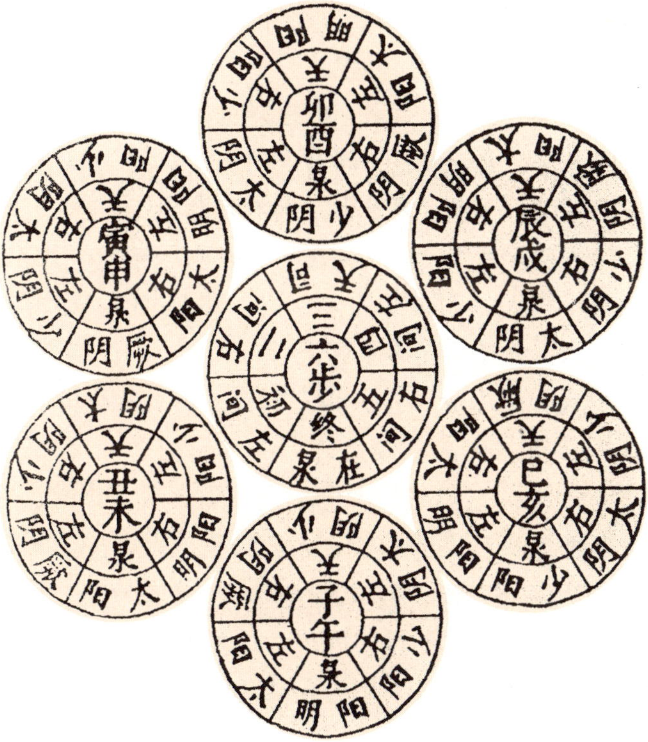

主管每年下半年的客气为在泉之气

六气分门篇第五十二

【原文】

雷公问于岐伯曰：五运六气合而不离，统言之可也。何鬼臾区分言之多乎？

岐伯曰：五运不可分，六气不可合。

雷公曰：其不可合者，何也？

岐伯曰：六气之中，有暑、火之异也。

雷公曰：暑、火皆火也，何分乎？

岐伯曰：火不一也，暑外火，火内火也。

雷公曰：等火耳，火与火相合而相应也，奈何异视之？

岐伯曰：内火之动必得外火之引，外火之侵，必得内火之召也。似可合以立论，而终不可合以分门者，内火与外火异也。盖外火，君火也；内火，相火也。君火即暑，相火即火。暑乃阳火，火乃阴火。火性不同，乌可不区而别乎？六气分阴阳，分三阴、三阳也，三阴三阳中分阳火、阴火者，分君、相之二火也。五行概言火而不分君相，六气分言火而各配支干，二火分配而暑与火各司其权，各成其病矣。故必宜分言之也。鬼臾区之说非私言也。实闻予论，而推广之。

雷公曰：予昧矣！请示世之不知二火者。

陈士铎曰：五行止有一火，六气乃有二火，有二火乃分配支干矣。支干虽分，而君相二火实因六气而异。言之于不可异而异者，异之于阴阳之二火也。

六气独胜篇第五十三

【原文】

雍父问曰：天地之气，阴阳尽之乎？

岐伯曰：阴阳足以包天地之气也，虽然阴阳之中变化错杂，未可以一言尽也。

雍父曰：请言其变。

岐伯曰：六气尽之矣。

雍父曰：六气是公之已言也，请言所未言。

岐伯曰：六气之中有余、不足、胜复去留，臾区言之矣。尚有一端未言也，遇司天在泉之年，不随天地之气转移，实有其故，不可不论也。

雍父曰：请悉论之。

岐伯曰：辰戌之岁太阳司天，而天柱不能窒抑之，此肝气之胜也；巳亥之岁厥阴司天，而天蓬不能窒抑之，此心气之胜也；丑未之岁太阴司天，而天蓬不能窒抑之，此包络之气胜也；子午之岁少阴司天，而天冲不能窒抑之，此脾气之胜也；寅申之岁少阳司天，而天英不能窒抑之，此肺气之胜也；卯酉之岁阳明司天，而天芮不能窒抑之，此肾气之胜也。

雍父曰：司天之胜，予知之矣，请言在泉之胜。

岐伯曰：丑未之岁太阳在泉，而地晶不能窒抑之，此肝胆之气胜也；寅申之岁厥阴在泉，而地玄不能窒抑之，此心与小肠之气胜也；辰戌之岁太阴在泉，而地玄不能窒抑之，此包络三焦之气胜也；卯酉之岁少阴在泉，而地苍不能窒抑之，此脾胃之气胜也；己亥之岁少阳在泉，而地彤不能窒抑之，此肺与大肠之气胜也；子午之岁阳明在泉，而地阜不能窒抑之，此肾与膀胱之气胜也。

雍父曰：予闻顺天地之气者昌，逆天地之气者亡。今不为天地所窒抑，是逆天地矣，不夭而独存何也？

岐伯曰：顺之昌者，顺天地之正气也；逆之亡者，逆天地之邪气也，顺可逆而逆可顺乎？

雍父曰：同是人也，何以能独胜乎？

岐伯曰：人之强弱不同，纵欲与节欲异也。

雍父曰：善。

复气的产生

五运之气的郁积（太过）和不及都会导致复气的产生，所以复气的暴发有早有晚，有急暴有徐缓。五运太过，发作急暴，五运不及，发作徐缓。发作急暴，则病情严重，发作徐缓，则疾病持续时间长。

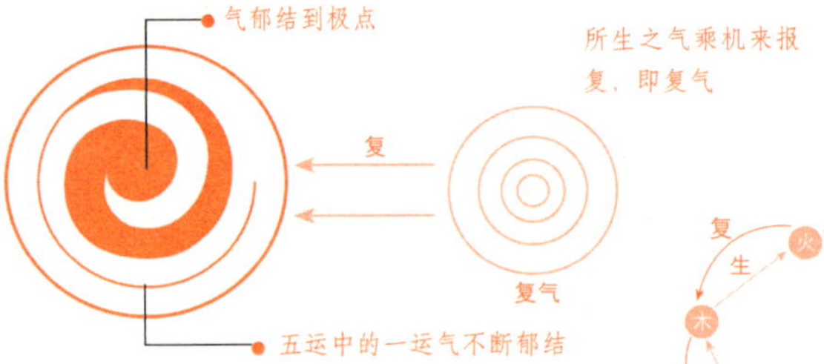

气郁结而复气生

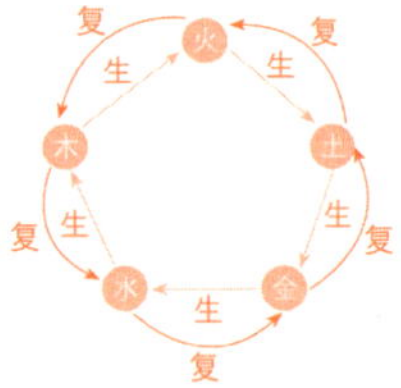

五运之气报复的规律

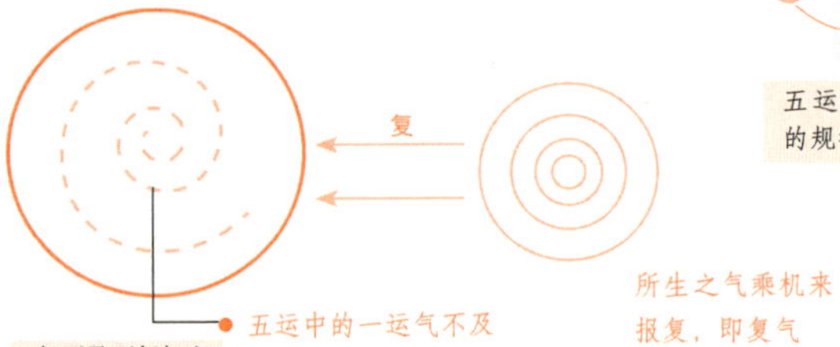

气不及而复气生

陈士铎曰：天蓬、地玄独有二者，正分其阴阳也。阴阳同而神亦同者，正显其顺逆也，可见宜顺不宜逆矣。

三合篇第五十四

【原文】

雷公问曰：寒暑燥湿风火，此六气也。天地之运化何合于人而生病?

岐伯曰：五行之生化也。

雷公曰：人之五脏分金木水火土，彼此有胜负。而人病，此脏腑之自病也，何关于六气乎?

岐伯曰：脏腑之五行即天之五行、地之五行也，天地人三合而生化出矣。

雷公曰：请问三合之生化?

岐伯曰：东方生风，风生木，木生酸，酸生肝，肝生筋，筋生心；在天为风，在地为木，在体为筋，在气为柔，在脏为肝；其性为暄，其德为和，其用为动，其色为苍，其化为荣，其虫毛，其政为散，其令宣发，其变摧拉，其眚陨落，其味为酸，其志为怒；怒伤肝，悲胜怒，风伤肝，燥胜风，酸伤筋，辛胜酸，此天地之合人肝也。

南方生热，热生火，火生苦，苦生心，心生血，血生脾；在天为热，在地为火，在体为脉，在气为炎，在脏为心；其性为暑，其德为显，其用为燥，其色为赤，其化为茂，其虫羽，其政为明，其令郁蒸，其变炎烁，其眚燔焫，其味为苦，其志为喜；喜伤心，恐胜喜，热伤气，寒胜热，苦伤气，咸胜苦，此天地之合人心也。

中央生湿，湿生土，土生甘，甘生脾，脾生肉，肉生肺；在天为湿，在地为土，在体为肉，在气为充，在脏为脾；其性静坚，其德为濡，其用为化，其色为黄，其化为盈，其虫倮，其政为谧，其令云雨，其变动注，其眚淫溃，其味为甘，其志为思；思伤脾，怒胜思，湿伤肉，风胜湿，甘伤脾，酸胜甘，此天地之合人脾也。

西方生燥，燥生金，金生卒，辛生肺，肺生皮毛；在天为燥，在地为金，在体为皮毛，在气为成，在脏为肺；其性为凉，其德为清，其用为固，其色为白，其化为敛，其虫介，其政为劲，其令雾露，其变肃杀，其眚苍落，其味为辛，其志为忧；忧伤肺，喜胜忧，热伤皮毛，寒胜热，辛伤皮毛，苦胜辛，此天地之合人肺也。

北方生寒，寒生水，水生咸，咸生肾，肾生骨髓，髓生肝；在天为寒，在地为水，在体为骨，在气为坚，在脏为肾；其性为凛，其德为寒，其用为藏，其色为黑，其化为肃，其虫鳞，其政为静，其令为寒，其变凝冽，其眚冰雹，其味为咸，其志为恐；恐伤肾，思胜恐，寒伤血，燥胜寒，咸伤血，甘胜咸，此天地之合人肾也。五脏合金木水火土，斯化生之所以出也。天地不外五行，安得不合哉?

雷公曰：五行止五，不应与六气合也。

岐伯曰：六气即五行也。

雷公曰：五行五而六气六，何以相合乎?

岐伯曰：使五行止五，则五行不奇矣。五行得六气，则五行之变化无穷。余所以授六气之论，而鬼臾区乃肆言之也。

雷公曰：六气之中，各配五行，独火有二，此又何故？

岐伯曰：火有君相之分耳，人身火多于水，五脏之中无脏非火也，是以天地之火亦多于金木水土也，正显天地之合于人耳。

雷公曰：大哉言乎！释蒙解惑，非天师之谓欤。请载登《六气》之篇。

> **陈士铎曰**：五行不外五脏，五脏即六气之论也。因五行止有五，惟火为二，故六气合二火而论之，其实合五脏而言之也。

五气对人的影响

自然界中的风、热、湿、燥、寒五气依次交替主时。气的来临，如果与时令之气相一致，那么为正气；如果与时令之气不一致，则为邪气。五气对人的影响如图所示。五气对疾病变化的影响是，如果来气与时令之气相一致，那么病轻微；如果来气与时令之气不相合，那么病严重。

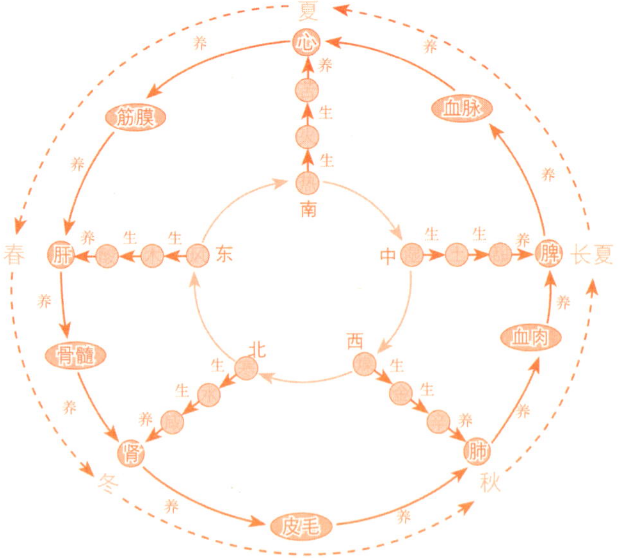

运气的变化对动物的影响

毛虫、羽虫、倮虫、介虫、鳞虫被称为“五虫”。其中身披羽毛的动物称羽虫，凤凰为羽虫之长；毛虫指除人之外的哺乳动物（即兽类），因身体披毛而得名，麒麟为毛虫之长；倮虫是指无羽毛鳞甲蔽身的动物，有时也专指人类，人为倮虫之长；介虫指有甲壳的虫类及水族（如贝类等），龟为介虫之长；鳞虫指各种有鳞的动物，包括鱼类、某些爬行动物（蛇、蜥蜴等）及传说中的龙等，龙为鳞虫之长。五虫之说始见于《大戴礼记·易本命》。

古人认为五虫与五运六气相对应，运与气之间的相互制约也影响了五虫的繁殖。

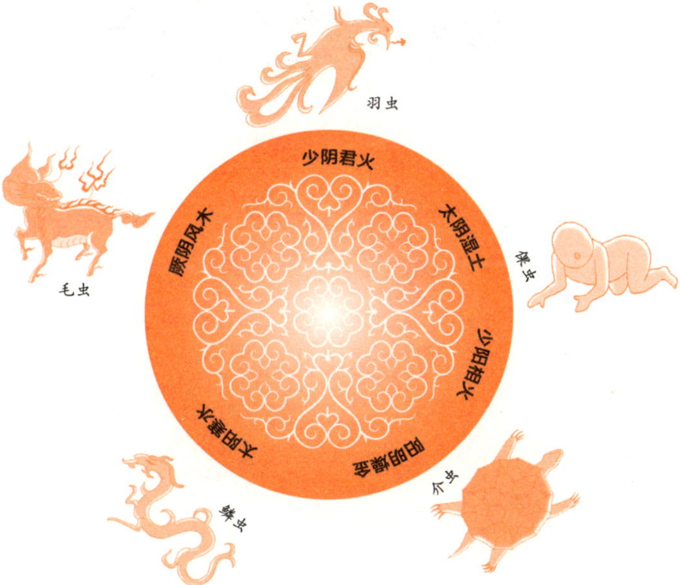

第七卷

四时六气异同篇第五十五

【原文】

天老问曰：五脏合五时，六经应六气，然《诊要经终篇》以六气应五脏而终于六经，《四时刺逆从论》以六经应四时而终于五脏，《诊要篇》以经脉之生于五脏而外合于六经，《四时刺逆从论》以经脉本于六气而外连于五脏，何也？

岐伯曰：人身之脉气，上通天，下合地，未可一言尽也，故彼此错言之耳。

天老曰：章句同而意旨异，不善读之，吾恐执而不通也。

岐伯曰：医统天地人以立论。不知天，何知地？不知地，何知人？脉气循于皮肉筋骨之间，内合五行，外合六气，安得一言而尽乎？不得不分之，以归于一也。

天老曰：请问归一之旨。

岐伯曰：五时之合五脏也，即六气之合五脏也；六气之应六经也，即五时之应六经也。知其同，何难知异哉！

天老曰：善。

陈士铎曰：何尝异，何必求同，何尝同，不妨言异，人惟善求之可耳。

司天在泉分合篇第五十六

【原文】

问曰：司天在泉，二气相合，主岁何分？

岐伯曰：岁半以上，天气主之；岁半以下，地气主之。

天老曰：司天之气主上半岁乎？在泉之气主下半岁乎？

岐伯曰：然。

天老曰：司天之气何以主上半岁也？

岐伯曰：春夏者，天之阴阳也，阳生阴长，天之气也，故上半岁主之。

天老曰：在泉之气何以主下岁也？

岐伯曰：秋冬者，地之阴阳也，阴杀阳藏，地之气也，故下半岁主之。

天老曰：一岁之中，天地之气截然分乎？

岐伯曰：天地之气，无日不交。司天之气始于地之左，在泉之气本乎天之右，一岁之中，互相感召，虽分而实不分也。

天老曰：然则，司天在泉何必分之乎？

岐伯曰：不分言之，则阴阳不明，奚以得阴中有阳、阳中有阴之义乎。司天之气始于地而终于天，在泉之气始于天而终于地，天地升降环转不息，实有如此，所以可合而亦可分之也。

天老曰：司天之气何以始于地？在泉之气何以始于天乎？

岐伯曰：司天之气始于地之左，地中有天也；在泉之气始于天之右，天中有地也。

天老曰：善。

陈士铎曰：司天在泉，合天地以论之，才是善言天地者。

从化篇第五十七

【原文】

天老问曰：燥从热发，风从燥起，埃从风生，雨从湿注，热从寒来，其故何欤？

岐伯曰：五行各有胜，亦各有制也。制之太过，则受制者应之，反从其化也。所以热之极者，燥必随之，此金之从火也；燥之极者，风必随之，此木之从金也；风之极者，尘霾随之，此土之从木也；湿蒸之极者，霖雨随之，此水之从土也；阴寒之极者，雷电随之，此火之从水也。乃承制相从之理，何足异乎。

天老曰：何道而使之不从乎？

岐伯曰：从火者润其金乎，从金者抒其木乎，从木者培其土乎，从土者导其水乎，从水者助其火乎，毋不足，毋有余，得其平而不从矣。

天老曰：润其金而金仍从火，抒其木而木仍从金，培其土而土仍从木，导其水而水仍从土，助其火而火仍从水，奈何？

岐伯曰：此阴阳之已变，水火之已漓，非药石针灸之可疗也。

陈士铎曰：言浅而论深。

冬夏火热篇第五十八

【原文】

胡孔甲问于岐伯曰：冬令严冷凛冽之气逼人肌肤，人宜畏寒，反生热证，何也？

岐伯曰：外寒则内益热也。

胡孔甲曰：外寒内热，人宜同病，何故独热？

岐伯曰：肾中水虚，不能制火，因外寒相激而火发也。人身无脏非火，无腑非火也，无不藉肾水相养。肾水盛则火藏，肾水涸则火动。内无水养则内热已极，又得外寒束之，则火之郁气一发，多不可救。

胡孔甲曰：火必有所助而后盛，火发于外，外无火助，宜火之少衰，乃热病发于夏转轻，发于冬反重，何也？

岐伯曰：此正显火郁之气也。暑日气散而火难居，冬日气藏而火难泄。难泄而泄之，则郁怒之气所以难犯而转重也。

胡孔甲曰：可以治夏者治冬乎？

岐伯曰：辨其火热之真假耳，毋论冬夏也。

胡孔甲曰：善。

陈士铎曰：治郁无他治之法，人亦治郁而已矣。

暑火二气篇第五十九

【原文】

祝融问于岐伯曰：暑与火皆热证也，何六气分为二乎？

岐伯曰：暑病成于夏，火病四时皆有，故分为二也。

祝融问曰：火病虽四时有之，然多成于夏，热蕴于夏而发于四时，宜暑包之矣。

岐伯曰：火不止成于夏，四时可成也。火宜藏不宜发，火发于夏日者，火以引火也。其在四时虽无火之可发，而火蕴结于脏腑之中，每能自发，其酷烈之势较外火引之者更横，安可谈暑而不谈火乎。

祝融曰：火不可发也，发则多不可救，与暑热之相犯有异乎？

岐伯曰：暑与火热同而实异也。惟其不同，故夏日之火，不可与春秋冬之火共论；惟其各异，即夏日之暑不可与夏日之火并举也。盖火病乃脏腑自生之热，非夏令暑热所成之火，故火症生于夏，仍是火症，不可谓火是暑，暑即是火也。

祝融曰：暑、火非一也，分二气宜矣。

陈士铎曰：暑与火不可并论，独吐至理。

阴阳上下篇第六十

【原文】

常伯问于岐伯曰：阳在上、阴在下，阳气亦下行乎？

岐伯曰：阴阳之气上下相同，阳之气未尝不行于下也。

常伯曰：寒厥到膝不到巅，头痛到巅不到膝，非阴气在下，阳气在上之明验乎？

岐伯曰：阴气生于阳，阳气生于阴，盖上下相通，无彼此之离也，阳气从阴，出于经脉之外，阴气从阳入于经脉之中，始得气血贯通，而五脏七腑无不周遍也。寒厥到膝，阳不能达也，非阳气专在上而不在下也；头痛到巅，阴不能降也，非阴气专在下而不在上也。天地不外阴阳，天地之阴阳不交，则寒暑往来，收藏生长咸无准实，人何独异哉？

陈士铎曰：阳宜达，阴宜降也。二者相反，则达者不达，降者不降矣。论理阳之达有降之势，阴之降有达之机，总贵阴阳之不可反也。

营卫交重篇第六十一

【原文】

雷公曰：阳气出于卫气，阴气出于营气。阴主死，阳主生。阳气重于阴气，宜卫气重于营气矣。

岐伯曰：营卫交重也。

雷公曰：请问交重之旨。

岐伯曰：宗气积于上焦，营气出于中焦，卫气出于下焦。盖有天地，有阳气，有阴气。人禀天地之二气，亦有阴阳。卫气即阳也，由下焦至中焦，以升于上焦，从阴出阳也；营气即阴也，由中焦至上焦，以降于下焦，从阳入阴也。二气并重，交相上下，交相出入，交相升降，而后能生气于无穷也。

雷公曰：阴阳不可离，予既已知之矣，但阴气难升者谓何？

岐伯曰：阴气精专，必随宗气以同行于经隧之中，始于手太阴肺经太渊穴，而行于手阳明大肠经、足阳明胃经、足太阴脾经、手少阴心经、手太阳小肠经、足太阳膀胱经、足少阴肾经、手厥阴心包经、手少阳三焦经、足少阳胆经、足厥阴肝经，而又始于手太阴肺经。盖阴在内不在外。阴主守内，不主卫外，纡折而若虽升实无晷之不升也。故营卫二气，人身并重，未可重卫轻营也。

雷公曰：善。

陈士铎曰：营、卫原并重也，世重卫而轻营者，不知营卫也。

五脏互根篇第六十二

【原文】

雷公问于岐伯曰：阳中有阴，阴中有阳，余既知之矣。然论阴阳之变迁也，未知阴中有阳，阳中有阴，亦有定位乎？

岐伯曰：阴阳互相根也，原无定位。然求其位，亦有定也。肺开窍于鼻，心开窍于舌，脾开窍于口，肝开窍于目，肾开窍于耳，厥阴与督脉会于巅，此阳中有阴，阴居阳位也；肝与胆为表里，心与小肠为表里，肾与膀胱为表里，脾与胃为表里，肺与大肠为表里，包络与三焦为表里，此阴中有阳，阳居阴位也。

雷公曰：请言互根之位。

岐伯曰：耳属肾而听声，声属金，是耳中有肺之阴也。鼻属肺而闻臭，臭属火，是鼻中有心之阴也。舌属心而知味，味属土，是舌中有脾之阴也。目有五轮，通贯五脏，脑属肾，各会诸体，是耳与脑有五脏之阴也。大肠俞在脊十六椎旁，胃俞在脊十二椎旁，小肠俞在脊第十八椎，胆俞在脊十椎旁，膀胱俞在中膂第二十椎，三焦俞在肾俞之上、脊第十三椎之旁，包络无俞，寄于膈俞，在上七椎之旁，是七腑阳中有阴之位也。惟各有位，故其根生生不息也，否则虚器耳，何根之有哉。

雷公曰：善。

陈士铎曰：阴中有阳，阳中有阴，无位而有位者，以阴阳之有根也。

五脏开窍

五脏虽然深居体内，但它们都在面部开有官窍。通过观察五脏官窍的变化，可以推测身体的健康状况。

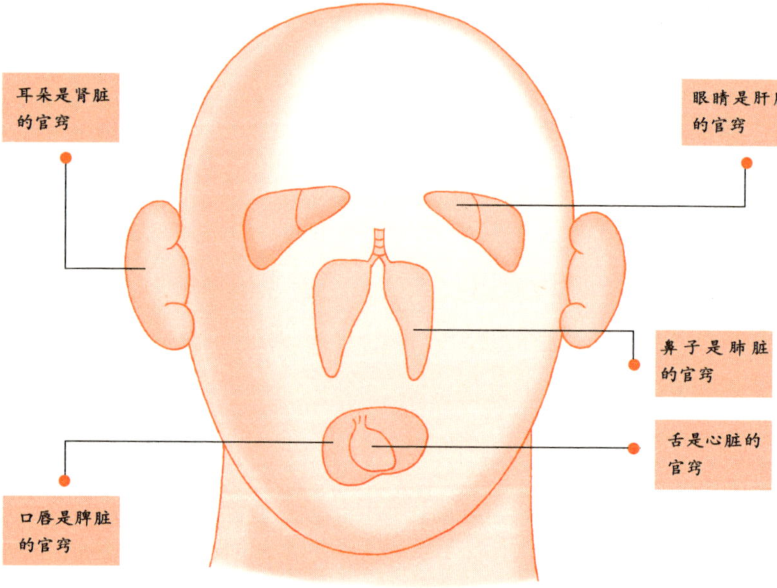

八风固本篇第六十三

【原文】

雷公问于岐伯曰：八风出于天乎，出于地乎，抑出于人乎？

岐伯曰：八风出于天地人身之五风合而成病，人无五风，天地之风不能犯也。

雷公曰：请问八风之分天地也。

岐伯曰：八风者，春夏秋冬，东西南北之风也。春夏秋冬之风，时令之风也，属于天。东西南北之风，方隅之风也，属于地。然而地得天之气，风乃长；天得地之气，风乃大。是八风属于天地，可分而不可分也。

雷公曰：人之五风，何以合天地乎？

岐伯曰：五风者，心肝脾肺肾之风也，五脏虚而风生矣。以内风召外风，天地之风始翕然相合。五脏不虚，内既无风，外风何能入乎。

雷公曰：风既入矣，祛外风乎？抑消内风乎？

岐伯曰：风由内召，不治内将何治乎？

雷公曰：治内风，而外风不散奈何？

岐伯曰：内风不治，外风益入，安得散乎？治脏固其本，治风卫其标，善治八风者也。

雷公曰：何言之善乎！请志之，传示来者。

> 陈士铎曰：小风之来，皆外感也，外感因于内招。故单治内不可也，单治外亦不可也。要在分之中宜合，合之中宜分也。

第八卷

八风命名篇第六十四

【原文】

少俞问岐伯曰：八风分春夏秋冬、东西南北乎？

岐伯曰：然。

少俞曰：东西南北不止四风，合之四时，则八风不足以概之也。

岐伯曰：风不止八，而八风实足概之。

少俞曰：何谓也？

岐伯曰：风从东方来，得春气也；风从东南来，得春气而兼夏气矣；风从南方来，得夏气也；风从西南来，得夏气而兼秋气矣；风从西方来，得秋气也；风从西北来，得秋气而兼冬气矣；风从北方来，得冬气也；风从东北来，得冬气而兼春气矣。此方隅时令合而成八也。

少俞曰：八风有名乎？

岐伯曰：东风名和风也，东南风名熏风也，南风名热风也，西南风名温风也，西风名商风也，西北风名凉风也，北风名寒风也，东北风名阴风也，又方隅、时令合而名之也。

少俞曰：其应病何如乎？

岐伯曰：和风伤在肝也，外病在筋；熏风伤在胃也，外病在肌；热风伤在心也，外病在脉；温风伤在脾也，外病在腹；商风伤在肺也，外病在皮；凉风伤在膀胱也，外病在营卫；寒风伤在肾也，外病在骨；阴风伤在大肠也，外病在胸胁。

此方隅时令与脏腑相合而相感也。然而脏腑内虚，八风因得而中之。邪之所凑，其气必虚，非空言也。

少俞曰：人有脏腑不虚而八风中之者，又是何谓?

岐伯曰：此暴风猝中，不治而自愈也。

陈士铎曰：八风之来皆外感也，外感因于内召。故治内而外邪自散，若自外病者，不必治之。

八风伤人

所说的八种风，都是从当令节气相对的方向吹来的，所以都属虚风，因为是违背时令的不正之气，所以它是能够伤害人体的。

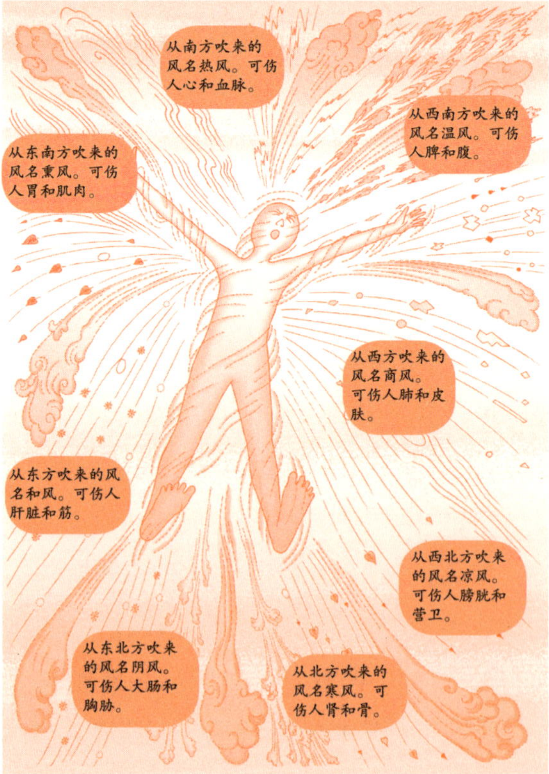

太乙篇第六十五

【原文】

风后问于岐伯曰：八风可以占疾病之吉凶乎？

岐伯曰：天人一理也，可预占以断之。

风后曰：占之不验何也？

岐伯曰：有验有不验者，人事之不同耳，天未尝不可占也。

风后曰：请悉言之。

岐伯曰：八风休咎，无日无时不可占也。如风从东方来，寅卯辰时则顺，否则逆矣，逆则病；风从西方来，申酉戌时则顺，否则逆矣，逆则病；风从南方来，巳午未时则顺，否则逆矣，逆则病；风从北方来，亥子丑时则顺，否则逆矣，逆则病。

风后曰：予闻古之占风也，多以太乙之日为主。

岐伯曰：无日无时不可占也，恐不可为训乎？占风以太乙日决病，所以验不验也。

风后曰：舍太乙以占吉凶，恐不验更多耳。

岐伯曰：公何以信太乙之深也？

风后曰：太乙移日，天必应之风雨，风雨和则民安而病少，风雨暴则民劳而病多。太乙在冬至日有变，占在君；太乙在春分日有变，占在相；太乙在中宫日有变，占在相吏；太乙在秋分日有变，占在将；太乙在夏至日有变，占在民。所谓有变者，太乙居五宫之日，得非常之风也。各以其所主占之，生吉克凶，多不爽也。

岐伯曰：请言风雨之暴。

风后曰：暴风南方来，其伤人也，内舍于心，外在脉，其气主热。暴风西南方来，其伤人也，内舍于脾，外在肌，其气主弱。暴风西方来，其伤人也，内舍于肺，外在皮肤，其气主燥。暴风西北方来，其伤人也，内舍于小肠，外在手太阳脉，脉绝则溢，脉闭则结不通，善暴死，其气主清。暴风从北方来，其伤人也，内舍于肾，外在骨与肩背之膂筋，其气主寒。暴风东北方来，其伤人也，内舍于大肠，外在两胁腋骨下及肢节，其气主温。暴风东方来，其伤人也，内舍于肝，外在筋经，其气主湿。暴风东南方来，其伤人也，内舍于胃，外在肌肉，其气主重着。言风，而雨概之矣。

岐伯曰:人见风辄病者，岂皆太乙之移日乎？执太乙以占风，执八风以治病，是泥于论风也。夫百病皆始于风，人之气血虚馁，风乘虚辄入矣，何待太乙居宫哉？

陈士铎曰:人病全不在太乙,说得澹而有味。

风为百病之始

风、寒、暑、湿、燥、火是自然界中六种致病因素，被称为“六淫”。而六淫中，风是百病之始。寒、暑、湿、燥、火诸邪常常依附于风邪侵犯人体，所以说“风为百病之始”。

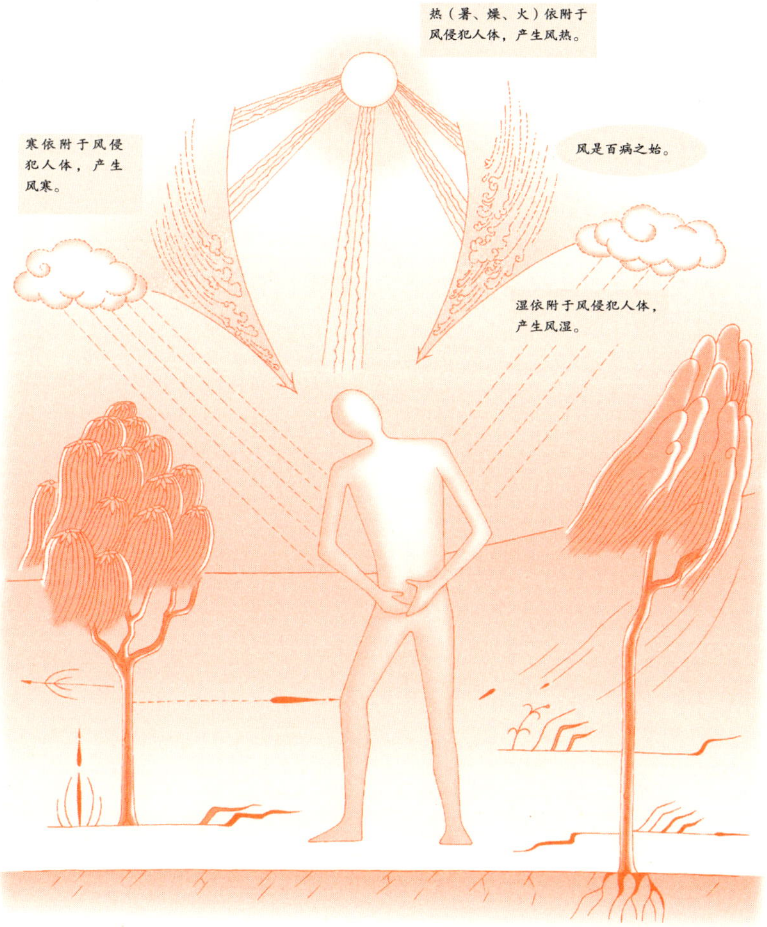

亲阳亲阴篇第六十六

【原文】

风后问于岐伯曰：风与寒异乎？

岐伯曰：异也。

风后曰：何异乎？

岐伯曰：风者，八风也；寒者，寒气也。虽风未有不寒者，要之风、寒各异也。

风后曰：风与寒有异，入人脏腑，亦有异乎？

岐伯曰：风入风府，寒不入风府也。

风后曰：其义何居？

岐伯曰：风阳邪，寒阴邪。阳邪主降，阴邪主升。主降者，由风府之穴而入，自上而下也；主升者，不由风府，由脐之穴而入，自下而上也。

风后曰：阴邪不从风府入，从何穴而入乎？

岐伯曰：风府之穴，阳经之穴也；脐之穴，阴经之穴也。阳邪从阳而入，故风入风门也；阴邪从阴而入，故寒入脐也。阳亲阳，阴亲阴，此天地自然之道也。

风后曰：风穴招风，寒穴招寒。风门，风穴也，宜风之入矣。脐非寒穴也，何寒从脐入乎？

岐伯曰：脐非寒穴，通于命门，命门火旺则寒不能入，命门火衰则腹内阴寒，脐有不寒者乎？阴寒之邪遂乘虚寒之隙，夺脐而入矣，奚论寒穴哉。

风后曰：善。

陈士铎曰：阳邪入风府，阴邪入脐，各有道路也。

异传篇第六十七

【原文】

雷公问曰：各脏腑之病皆有死期，有一日即死者，有二三日死者，有四五日死者，有五六日至十余日死者，可晰言之乎？

岐伯曰：病有传经不传经之异，故死有先后也。

雷公曰：请问传经。

岐伯曰：邪自外来，内入脏腑，必传经也。

雷公曰：请问不传经。

岐伯曰：正气虚自病，则不传经也。

雷公曰：移寒移热，即传经之谓乎？

岐伯曰：移即传之义，然移缓传急。

雷公曰：何谓乎？

岐伯曰：移者，脏腑自移；传者，邪不欲在此腑，而传之彼脏也。故移之势缓而凶，传之势急而暴，其能杀人则一也。

雷公曰：其传经杀人若何？

岐伯曰：邪入于心，一日死。邪入于肺，三日传于肝，四日传于脾，五日传于胃，十日死。邪入于肝，三日传于脾，五日传于胃，十日传于肾，又三日邪散而愈，否则死。邪入于脾，一日传于胃，二日传于肾，三日传于膀胱，十四日邪散而愈，否则死。邪入于胃，五日传于肾，八日传于膀胱，又五日传于小肠，又二日传于心则死。邪入于肾，三日传于膀胱，又三日传于小肠，又三日传于心则死。邪入于膀胱，五日传于肾，又一日传于小肠，又一日传于心则死。邪入于胆，五日传于肺，又五日传于肾，又五日传于心则死。邪入于三焦，一日传于肝，三日传于心则死。邪入于包络，一日传于胃，二日传于胆，三日传于脾，四日传于肾，五日传于肝，不愈则再传，再传不愈则死。邪入于小肠，一日传于膀胱，二日传于肾，三日传于包络，四日传于胃，五日传于脾，六日传于肺，七日传于肝，八日传于胆，九日传于三焦，十日传于大肠，十一日复传于肾，如此再传，不已则死。邪入于大肠，一日传于小肠，二日传于三焦，三日传于肺，四日传于脾，五日传于肝，六日传于肾，七日传于心则死。不传心仍传小肠，则生也。邪入于胆，往往不传，故无死期可定。然邪入于胆，往往如见鬼神，有三四日即死者，此热极自焚也。

雷公曰：善。

陈士铎曰：移缓传急，确有死期可定，最说得妙。

伤寒知变篇第六十八

【原文】

雷公问曰：伤寒一日，巨阳受之，何以头项痛、腰脊强也？

岐伯曰：巨阳者，足太阳也。其脉起于目内眦，上额交巅，入络脑，还出别下项，循肩膊内，挟脊抵腰中。寒邪必先入于足太阳之经，邪入足太阳，则太阳之经脉不通，为寒邪所据，故头项痛、腰脊强也。

雷公曰：二日阳明受之，宜身热、目疼、鼻干不得卧矣；而头项痛、腰脊强，又何故欤？

岐伯曰：此巨阳之余邪未散也。

雷公曰：太阳之邪未散，宜不入阳明矣。

岐伯曰：二日则阳明受之矣。因邪留恋太阳，未全入阳明，故头项尚痛，腰脊尚强，非二日阳明之邪全不受也。

雷公曰:三日少阳受之，宜胸胁痛、耳聋矣，邪宜出阳明矣。既不入少阳，而头项腰脊之痛与强，仍未除者，又何故欤？

岐伯曰：此邪不欲传少阳，转回于太阳也。

雷公曰：邪传少阳矣，宜传入于三阴之经，何以三日之后太阳之症仍未除也？

岐伯曰：阳经善变，且太阳之邪与各经之邪不同，各经之邪循经而入，太阳之邪出入自如，有入、有不尽入也。惟不尽入，故虽六七日，而其症未除耳。甚至七日之后，犹然头项痛、腰脊强，此太阳之邪乃原留之邪，非从厥阴复出而传之足太阳也。

雷公曰：四日太阴受之，腹满嗌干；五日少阴受之，口干舌燥；六日厥阴受之，烦满囊缩。亦有不尽验者，何也？

岐伯曰：阴经不变。不变而变者，邪过盛也。

雷公曰：然则三阳三阴之经皆善变也，变则不可以日数拘矣。

岐伯曰：日数者，言其常也；公问者，言其变也。变而不失其常，变则可生，否则死矣。

雷公曰：两感于寒者，变乎？

岐伯曰：两感者，越经之传也，非变也。

陈士铎曰：伤寒之文，世人不知。读此论，人能悟否？无奈治伤寒者不能悟也。

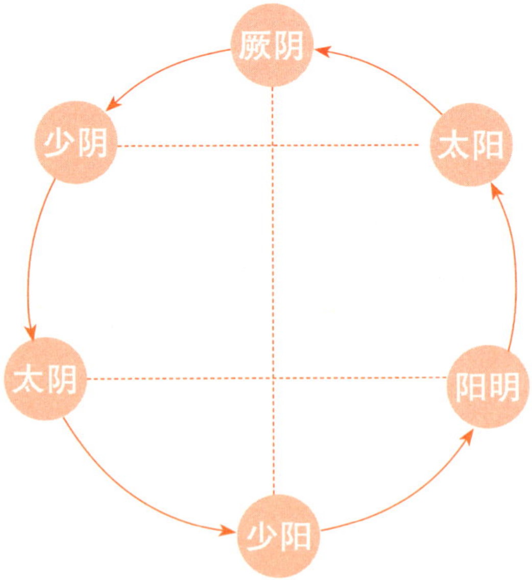

伤寒六经传变示意图

伤寒同异篇第六十九

【原文】

雷公问于岐伯曰：伤寒之病多矣，可悉言之乎？

岐伯曰：伤寒有六，非冬伤于寒者，举不得谓伤寒也。

雷公曰：请言其异。

岐伯曰：有中风，有中暑，有中热，有中寒，有中湿，有中疫，其病皆与伤寒异。伤寒者，冬月感寒邪，入营卫，由腑而传于藏也。

雷公曰：暑热之证感于夏，不感于三时，似非伤寒矣，风寒湿疫多感于冬日也，何以非伤寒乎？

岐伯曰：百病皆起于风，四时之风，每直中于脏腑，非若传经之寒，由浅而深入也。寒之中人，自在严寒，不由营卫直入脏腑。是不从皮肤渐进，非传经之伤寒也。水旺于冬，而冬日之湿反不深入，以冬令收藏也，他时则易感矣。疫来无方，四时均能中疫，而冬疫常少。二证俱不传经，皆非伤寒也。

雷公曰：寒热之不同也，何热病亦谓之伤寒乎？

岐伯曰：寒感于冬，则寒必变热；热变于冬，则热即为寒。故三时之热病不可谓寒，冬日之热病不可谓热，是以三时之热病不传经，冬日之热病必传经也。

雷公曰：热病传经，乃伤寒之类也，非正伤寒也。何天师著《素问》有热病传经之文，而伤寒反无之，何也？

岐伯曰：类宜辨而正不必辨也，知类即知正矣。

雷公曰：善。

陈士铎曰：伤寒必传经，断在严寒之时，非冬日伤寒举不可谓伤寒也。辨得明，说得出。

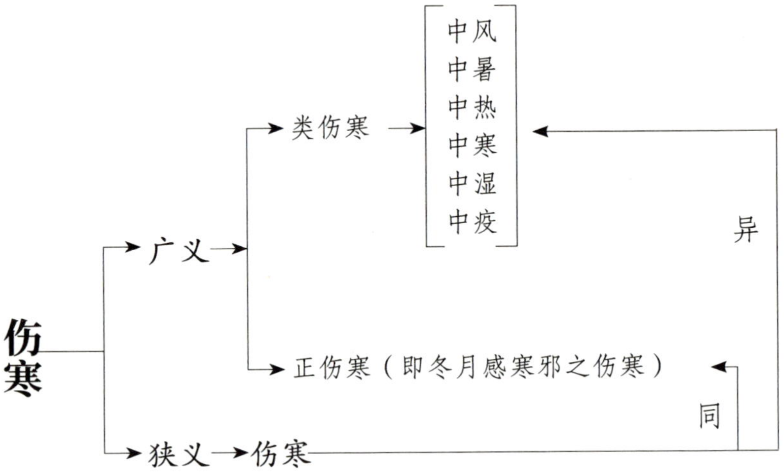

伤寒异同图

风寒殊异篇第七十

【原文】

风后问于岐伯曰：冬伤于寒与春伤于寒，有异乎？

岐伯曰：春伤于寒者，风也，非寒也。

风后曰：风即寒也，何异乎？

岐伯曰：冬日之风则寒，春日之风则温。寒伤深，温伤浅。伤深者入少阳而传里，伤浅者入少阳而出表，故异也。

风后曰：传经乎？

岐伯曰：伤冬日之风则传，伤春日之风则不传也。

风后曰：其不传何也？

岐伯曰：伤浅者，伤在皮毛也。皮毛属肺，故肺受之。不若伤深者，入于营卫也。

风后曰：春伤于风，头痛鼻塞，身亦发热，与冬伤于寒者，何无异也？

岐伯曰：风入于肺，鼻为之不利，以鼻主肺也。肺既受邪，肺气不宣，失清肃之令，必移邪而入于太阳矣。膀胱畏邪，坚闭其经，水道失行，水不下泄，火乃炎上，头即痛矣。夫头乃阳之首也，既为邪火所据，则一身之真气皆与邪争，而身乃热矣。

风后曰：肺为胃之子，肺受邪，宜胃来援，何以邪入肺而恶热，口渴之症生，岂生肺者转来刑肺乎？

岐伯曰：胃为肺之母，见肺子之寒，必以热救之。夫胃之热，心火生之也。胃得心火之生，则胃土过旺。然助胃必克肺矣，火能刑金，故因益而反损也。

风后曰：呕吐者何也？

岐伯曰:此风伤于太阴也。风在地中，土必震动，水泉上溢，则呕吐矣。散风，而土自安也。

风后曰：风邪入太阳头痛，何以有痛、不痛之殊也？

岐伯曰：肺不移风于太阳，则不痛耳。

风后曰：风不入于太阳，头即不痛乎？

岐伯曰：肺通于鼻，鼻通于脑。风入于肺，自能引风入脑而作头痛。肺气旺，则风入于肺，而不上走于脑，故不痛也。

风后曰：春伤于风，往来寒热，热结于里，何也？

岐伯曰：冬寒入于太阳，久则变寒；春风入于太阳，久则变热。寒则动传于脏，热则静结于腑。寒在脏，则阴与阳战而发热；热在腑，则阳与阴战而发寒。随脏腑之衰旺，分寒热之往来也。

风后曰：伤风自汗何也？

岐伯曰:伤寒之邪，寒邪也;伤风之邪，风邪也。寒邪入胃，胃恶寒而变热；风邪入胃，胃喜风而变温，温则不大热也。得风以扬之，火必外泄，故汗出矣。

风后曰：春伤于风，下血谵语，一似冬伤于寒之病，何也？

岐伯曰：此热入血室，非狂也。伤于寒者，热自入于血室之中，其热重；伤于风者，风祛热入于血室之内，其热轻也。

风后曰：谵语而潮热者，何也？

岐伯曰：其脉必滑者也。

风后曰：何也？

岐伯曰：风邪入胃，胃中无痰则发大热，而谵语之声高；胃中有痰，则发潮热，而谵语之声低。潮热发谵语，此痰也。滑者，痰之应也。

风后曰：春伤于风，发厥、心下悸，何也？

岐伯曰：伤于寒者邪下行，伤于风者邪上冲也。寒乃阴邪，阴则走下；风乃阳邪，阳则升上。治寒邪，先定厥，后定悸；治风邪，先定悸，后定厥，不可误也。

风后曰：伤于风而发热，如见鬼者，非狂乎？

岐伯曰：狂乃实邪，此乃虚邪也。实邪从太阳来也，邪炽而难遏；虚邪从少阴来也，邪旺而将衰。实邪，火逼心君而外出，神不守于心也；虚邪，火引肝魂而外游，魄不守于肺也。

风后曰：何论之神乎？吾无测师矣！

陈士铎曰：风与寒殊，故论亦殊，人当细观之。

风邪、寒邪侵犯人体之区别

	风邪	寒邪
发生季节	春日之风则温	冬日之风则寒
病邪深浅	风伤浅	寒伤深
传变	伤冬日之风则传；伤春日之风则不传	寒深者入少阳而传里；寒浅者入少阳而出表

阴寒格阳篇第七十一

【原文】

盘盂问于岐伯曰：大小便闭结不通，饮食辄吐，面赭唇焦，饮水亦呕，脉又沉伏，此何症也？

岐伯曰：肾虚寒盛，阴格阳也。

盘盂曰：阴何以格阳乎？

岐伯曰：肾少阴经也，恶寒喜温。肾寒则阳无所附，升而不降矣！

盘盂曰：其故何也？

岐伯曰：肾中有水火存焉，火藏水中，水生火内，两相根而两相制也。邪入则水火相离，而病生矣！

盘盂曰：何邪而使之离乎？

岐伯曰：寒热之邪皆能离之，而寒邪为甚。寒感之轻，则肾中之虚阳上浮，不至格拒之至也。寒邪太盛，拒绝过坚，阳格阴而力衰，阴格阳而气旺，阳不敢居于下焦，冲逆于上焦矣。上焦冲逆，水谷入喉，安能下入于胃乎！

盘盂曰：何以治之？

岐伯曰：以热治之。

盘盂曰：阳宜阴折，热宜寒折。今阳在上而作热，不用寒反用热，不治阴反治阳，岂别有义乎？

岐伯曰：上热者，下逼之使热也；阳升者，阴祛之使升也。故上热者，下正寒也，以阴寒折之转害之矣。故不若以阳热之品，顺其性而从治之，则阳回而阴且交散也。

盘盂曰：善。

> **陈士铎曰**：阴胜必须阳折，阳胜必须阴折，皆从治之法也。

春温似疫篇第七十二

【原文】

风后问于岐伯曰：春日之疫，非感风邪成之乎？

岐伯曰：疫非独风也。春日之疫，非风而何？

风后曰：然则春温即春疫乎？

岐伯曰：春疫非春温也。春温有方，而春疫无方也。

风后曰：春疫无方，何其疾之一似春温也？

岐伯曰：春温有方，而时气乱之，则有方者变而无方，故与疫气正相同也。

风后曰：同中有异乎？

岐伯曰：疫气热中藏杀，时气热中藏生。

风后曰：热中藏生，何多死亡乎？

岐伯曰：时气者，不正之气也。脏腑闻正气而阴阳和，闻邪气而阴阳乱。不正之气即邪气也，故闻之而辄病，转相传染也。

风后曰：闻邪气而不病者，又何故欤？

岐伯曰：脏腑自和，邪不得而乱之也。春温传染，亦脏腑之虚也。

风后曰：脏腑实而邪远，脏腑空而邪中，不洵然乎。

陈士铎曰：温似疫症，不可谓温即是疫，辨得明爽。

正气是否充足决定人的健康

自然界的风、寒、暑、湿、燥、火等是客观存在的，但是有的人容易生病，有的人却很健康，这是由人的正气是否充足决定的。

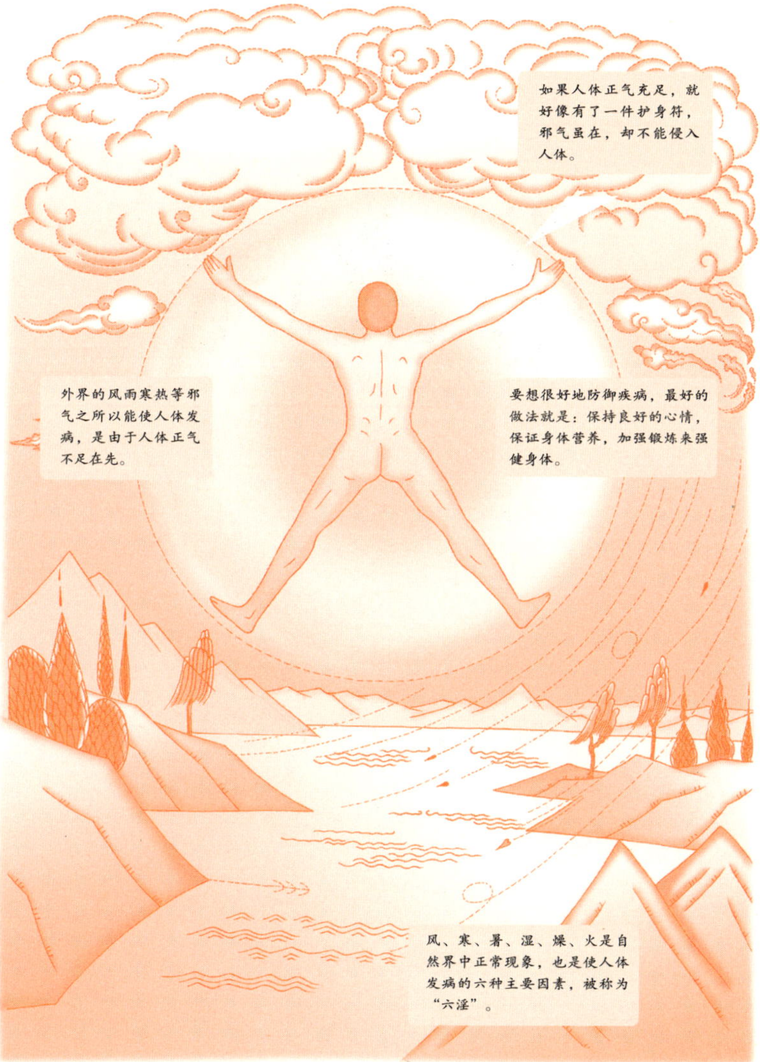

第九卷

补泻阴阳篇第七十三

【原文】

雷公问于岐伯曰：人身阴阳分于气血，《内经》详之矣。请问其余。

岐伯曰：气血之要，在气血有余不足而已。气有余则阳旺阴消，血不足则阴旺阳消。

雷公曰：治之奈何？

岐伯曰：阳旺阴消者，当补其血；阴旺阳消者，当补其气。阳旺阴消者，宜泻其气；阴旺阳消者，宜泻其血。无不足，无有余，则阴阳平矣。

雷公曰：补血则阴旺阳消，不必再泻其气；补气则阳旺阴消，不必重泻其血也。

岐伯曰：补血以生阴者，言其常补阴也；泄气以益阴者，言其暂泻阳也。补气以助阳者，言其常补阳也；泻血以救阳者，言其暂泻阴也。故新病可泻，久病不可轻泻也；久病宜补，新病不可纯补也。

雷公曰：治血必当理气乎？

岐伯曰：治气亦宜理血也。气无形，血有形，无形生有形者，变也；有形生无形者，常也。

雷公曰：何谓也？

岐伯曰：变治急，常治缓。势急不可缓，亟补气以生血；势缓不可急，徐补血以生气。

雷公曰：其故何也。

岐伯曰：气血两相生长，非气能生血，血不能生气也。第气生血者其效速，血生气者其功迟。宜急而亟者，治失血之骤也；宜缓而徐者，治失血之后也。气生血，则血得气而安，无忧其沸腾也；血生气，则气得血而润，无虞其干燥也。苟血失补血，则气且脱矣；血安补气，则血反动矣。

雷公曰：善。

陈士铎曰：气血俱可补也，当于补中寻其原，不可一味呆补为妙。

善养篇第七十四

【原文】

雷公问于岐伯曰：春三月谓之发陈，夏三月谓之蕃秀，秋三月谓之容平，冬三月谓之闭藏，天师详载《四气调神大论》中。然调四时则病不生，不调四时则病必作。所谓调四时者，调阴阳之时令乎？抑调人身阴阳之气乎？愿晰言之。

岐伯曰：明乎哉问也！调阴阳之气，在人不在时也。春三月，调木气也，调木气者，顺肝气也。夏三月，调火气也，调火气者，顺心气也。秋三月，调金气也，调金气者，顺肺气也。冬三月，调水气也，调水气者，顺肾气也。肝气不顺，逆春气矣，少阳之病应之。心气不顺，逆夏气矣，太阳之病应之。肺气不顺，逆秋气矣，太阴之病应之。肾气不顺，逆冬气矣，少阴之病应之。四时之气可不调乎？宁调之实难，以阴阳之气不易调也，故人多病耳。

雷公曰：人既病矣，何法疗之？

岐伯曰：人以胃气为本，四时失调，致生疾病，仍调其胃气而已。胃调脾自调矣，脾调而肝心肺肾无不顺矣。

雷公曰：先时以养阴阳，又何可不讲乎？

岐伯曰：阳根于阴，阴根于阳。养阳则取之阴也，养阴则取之阳也。以阳养阴，以阴养阳，贵养之于豫也，何邪能干乎？闭目塞兑，内观心肾。养阳则漱津送入心也，养阴则漱津送入肾也，无他异法也。

雷公曰：善。

天老问曰：阴阳不违背而人无病，养阳养阴之法，止调心肾乎？

岐伯曰：《内经》一书，皆养阳养阴之法也。

天老曰：阴阳之变迁不常，养阴养阳之法，又乌可执哉？

岐伯曰：公言何善乎！奇恒之病，必用奇恒之法疗之。豫调心肾，养阴阳于无病时也。然而病急不可缓，病缓不可急，亦视病如何耳。故不宜汗而不汗，所以养阳也；宜汗而急汗之，亦所以养阳也。不宜下而不下，所以养阴也；宜下而大下之，亦所以养阴也。岂养阳养阴，专尚补而不尚攻乎？用攻于补之中，正善于攻也；用补于攻之内，正善于补也。攻补兼施，养阳而不损于阴，养阴而不损于阳，庶几善于养阴阳者乎！

天老曰：善。

陈士铎曰：善养一篇，俱非泛然之论，不可轻用攻补也。

四季养生

《外经》认为，天地是按照阴阳消长的规律运转不息的，我们养生也必须按照这个规律适时调节。违反了这一规律，必将导致体内的阴阳失调，使身体发病。

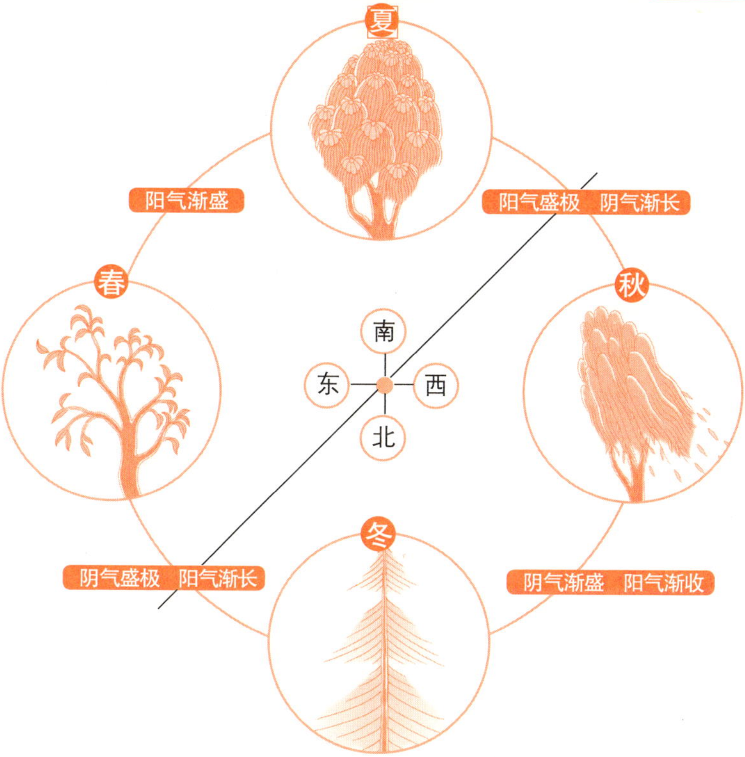

春季

万物发陈，人气在肝。养生要晚睡早起，起床后要散步，呼吸新鲜空气，穿着要宽松。

夏季

万物生机勃勃的季节，人气在心。养生要晚睡早起，保持心情舒畅。

秋季

阳气渐收，人气在肺。养生要早睡早起，收敛精神而不使其外散，并且要适时进补，以免遭到阴气的伤伐。

冬季

万物潜藏，人气在肾。养生要早睡晚起，远离寒冷的刺激，注意保暖。

亡阳亡阴篇第七十五

【原文】

鸟师问岐伯曰：人汗出不已，皆亡阳也？

岐伯曰：汗出不已，非尽亡阳也。

鸟师曰：汗证未有非热也，热病即阳病矣，天师谓非阳，何也？

岐伯曰：热极则阳气难固，故汗泄亡阳。溺属阴，汗属阳。阳之外泄，非亡阳而何？谓非尽亡阳者，以阳根于阴也；阳之外泄，由于阴之不守也。阴守其职，则阳根于阴，阳不能外泄也；阴失其职，则阴欲自顾不能，又何能摄阳气之散亡乎？故阳亡本于阴之先亡也。

鸟师曰：阴亡则阴且先脱，何待阳亡而死乎？

岐伯曰：阴阳相根，无寸晷之离也。阴亡而阳随之即亡，故阳亡即阴亡也，何分先后乎？

鸟师曰：阴阳同亡，宜阴阳之共救矣。乃救阳则汗收而可生，救阴则汗止而难活，又何故乎？

岐伯曰：阴生阳则缓，阳生阴则速。救阴而阳之绝不能遽回，救阳而阴之绝可以骤复，故救阴不若救阳也。虽然，阴阳何可离也。救阳之中辅以救阴之法，则阳回而阴亦自复也。

鸟师曰:阴阳之亡，非旦夕之故也，曷不于未亡之前先治之？

岐伯天师曰：大哉言乎！亡阴亡阳之症，皆肾中水火之虚也。阳虚，补火以生水，阴虚，补水以制火，可免两亡矣！

鸟师曰：善。

陈士铎曰：阴阳之亡，由于阴阳之两不可守也，阳摄于阴，阴摄于阳。本于水火之虚，虚则亡，又何疑哉。

昼夜轻重篇第七十六

【原文】

雷公问于岐伯曰：昼夜可辨病之轻重乎？

岐伯曰：病有重轻，宜从昼夜辨之。

雷公曰：辨之维何？

岐伯曰：阳病昼重，阴病昼轻；阳病夜轻，阴病夜重。

雷公曰：何谓也？

岐伯曰：昼重夜轻，阳气旺于昼，衰于夜也；昼轻夜重，阴气旺于夜，衰于昼也。

雷公曰：阳病昼轻，阴病夜轻，何故乎？

岐伯曰：此阴阳之气虚也。

雷公曰：请显言之。

岐伯曰：阳病昼重夜轻，此阳气与病气交旺，阳气未衰也，正与邪斗，尚有力也，故昼反重耳；夜则阳衰矣，阳衰不与邪斗，邪亦不与正斗，故夜反轻耳。阴病昼轻夜重，此阴气与病气交旺，阴气未衰也，正与邪争，尚有力也，故夜反重耳；昼则阴衰矣，阴衰不敢与邪争，邪亦不与阴争，故昼反轻耳。

雷公曰：邪既不与正相战，宜邪之退舍矣，病犹不瘥，何也？

岐伯曰：重乃真重，轻乃假轻。假轻者，视之轻而实重，邪且重入矣，乌可退哉？且轻重无常，或昼重夜亦重，或昼轻夜亦轻，或时重时轻，此阴阳之无定，昼夜之难拘也。

雷公曰：然则，何以施疗乎？

岐伯曰：昼重夜轻者，助阳气以祛邪；昼轻夜重者，助阴气以祛邪，皆不可专祛其邪也。昼夜俱重，昼夜俱轻，与时重时轻，峻于补阴，佐以补阳，又不可泥于补阳而专于祛邪也。

陈士铎曰：昼夜之间，轻重自别。

解阳解阴篇第七十七

【原文】

奢龙问于岐伯曰：阳病解于戌，阴病解于寅，何也？

岐伯曰：阳病解于戌者，解于阴也；阴病解于寅者，解于阳也。然解于戌者，不始于戌；解于寅者，不始于寅。不始于戌者，由寅始之也；不始于寅者；由亥始之也。解于戌而始于寅，非解于阴，乃解于阳也；解于寅而始于亥，非解于阳，乃解于阴也。

奢龙曰：阳解于阳，阴解于阴，其义何也？

岐伯曰：十二经均有气王之时，气王则解也。

奢龙曰：十二经之王气，可得闻乎？

岐伯曰：少阳之气，王寅卯辰；太阳之气，王巳午未；阳明之气，王申酉戌；太阴之气，王亥子丑；少阴之气，王子丑寅；厥阴之气，王丑寅卯也。

奢龙曰：少阴之王，何与各经殊乎？

岐伯曰：少阴者，肾水也。水中藏火，火者阳也。子时一阳生，丑时二阳生，寅时三阳生，阳进则阴退，故阴病遇子丑寅而解者，解于阳也。

奢龙曰：少阴解于阳，非解于阴矣。

岐伯曰：天一生水，子时水生，即是王地，故少阴遇子而渐解也。

奢龙曰：少阳之解，始于寅卯，少阴、厥阴之解终于寅卯，又何也？

岐伯曰：寅为生人之首，卯为天地门户，始于寅卯者，阳得初之气也；终于寅卯者，阴得终之气也。

奢龙曰：三阳之时王，各王三时，三阴之时王，连王三时，又何也？

岐伯曰：阳行健，其道长，故各王其时；阴行钝，其道促，故连王其时也。

奢龙曰：阳病解于夜半，阴病解于日中，岂阳解于阳，阴解于阴乎？

岐伯曰：夜半以前者，阴也；夜半以后者，阳也；日中以后者，阴也；日中以前者，阳也。阳病必于阳王之时先现解之机，至夜半而尽解也。阴病必于阴王之时先现解之兆，至日中而尽解也。虽阳解于阳，实阳得阴之气也；虽阴解于阴，实阴得阳之气也。此阳根阴，阴根阳之义耳。

奢龙曰：善。

陈士铎曰：阳解于阴，阴解于阳，自有至义，非泛说也。

真假疑似篇第七十八

【原文】

雷公问曰：病有真假，公言之矣。真中之假，假中之真，未言也。

岐伯曰：寒热虚实尽之。

雷公曰：寒热若何？

岐伯曰：寒乃假寒，热乃真热。内热之极，外现假寒之象，此心火之亢也。火极似水，治以寒则解矣。热乃假热，寒乃真寒，下寒之至，上发假热之形，此肾火之微也。水极似火，治以热则解矣。

雷公曰：虚实若何？

岐伯曰：虚乃真虚，实乃假实，清肃之令不行，饮食难化，上越中满，此脾胃假实，肺气真虚也，补虚则实消矣。实乃真实，虚乃假虚，疏泄之气不通，风邪相侵，外发寒热，此肺气假虚，肝气真实也，治实则虚失矣。

雷公曰：尽此乎？

岐伯曰：未也。有时实时虚，时寒时热，状真非真，状假非假，此阴阳之变，水火之绝也。

雷公曰：然则，何以治之？

岐伯曰：治之早则生，治之迟则死。

雷公曰：将何法早治之？

岐伯曰：救胃肾之气，则绝者不绝，变者不变也。

雷公曰：水火各有其假，而火尤难辨，奈何?

岐伯曰：真火每现假寒，假火每现真热，然辨之有法也。真热者，阳证也。真热现假寒者，阳证似阴也，此外寒内热耳。真寒者，阴证也。真寒现假热者，阴证似阳也，此外热内寒耳。

雷公曰：外寒内热，外热内寒，水火终何以辨之?

岐伯曰：外寒内热者，真水之亏，邪气之胜也；外热内寒者，真火之亏，正气之虚也。真水真火，肾中水火也。肾火得肾水以相资，则火为真火，热为真热；肾火离肾水以相制，则火为假火，热成假热矣！辨真辨假，以外水试之，真热得水则解，假热得水则逆也。

雷公曰：治法若何?

岐伯曰：补其水，则假火自解矣。

雷公曰：假热之症，用热剂而瘥者，何也?

岐伯曰:肾中之火，喜阴水相济，亦喜阴火相引，滋其水矣。用火引之，则假火易藏，非舍水竟用火也。

雷公曰：请言治火之法。

岐伯曰：补真水则真火亦解也。虽然，治火又不可纯补水也，祛热于补水之中，则假破真现矣。

雷公曰：善。

陈士铎曰：不悟真，何知假？不悟假，何知真？真假之间，亦水火之分也。识破水火之真假，则真假何难辨哉。

从逆窥源篇第七十九

【原文】

应龙问曰：病有真假，症有从逆，予知之矣。但何以辨其真假也？

岐伯曰：寒热之症，气顺者多真，气逆者多假。凡气逆者，皆假寒假热也。知其假，无难治真矣。

应龙曰：请问气逆者，何症也？

岐伯曰：真阴之虚也。

应龙曰：真阴之虚，何遂成气逆乎？

岐伯曰：真阴者，肾水也。肾水之中有火存焉，火得水而伏，火失水而飞。凡气逆之症皆阴水不能制阴火也。

应龙曰：予闻阴阳则两相配也，未闻阴与阴而亦合也。

岐伯曰：人身之火不同，有阴火阳火，阳火得阴水而制者，阴阳之顺也；阴火得阴水而伏者，阴阳之逆也。

应龙曰：阴阳逆矣，何以伏之？

岐伯曰：此五行之颠倒也。逆而伏者，正顺而制之也。

应龙曰：此则龙之所不识也。

岐伯曰：肾有两歧，水火藏其内。无火而水不生，无水而火不长，不可离也。火在水中，故称阴火。其实水火自分阴阳也。

应龙曰：阴火善逆，阴水亦易逆，何故？

岐伯曰：此正显水火之不可离也。火离水而逆，水离火而亦逆也。

应龙曰：水火相离者，又何故欤？

岐伯曰：人节欲少而纵恣多，过泄其精，则阴水亏矣。水亏则火旺，水不能制火而火逆矣。

应龙曰：泄精损水，宜火旺不宜火衰也，何火有时而寒乎？

岐伯曰：火在水中，水泄而火亦泄也。泄久则阴火亏矣，火亏则水寒，火不能生水而水逆也。故治气逆者，皆以补肾为主。水亏致火逆者，补肾则逆气自安；火亏致水逆者，补肾而逆气亦安。

应龙曰：不足宜补，有余宜泻，亦其常也。何治肾之水火，不尚泻尚补乎？

岐伯曰：肾中水火，各脏腑之所取资也，故可补不可泻，而水尤不可泻也。各脏腑有火无水，皆肾水滋之，一泻水则各脏腑立槁矣。气逆之症，虽有水火之分，而水亏者多也。故水亏者补水，而火亏者亦必补水，盖水旺则火衰，水生则火长也。

应龙曰：补水而火不衰，补水而水不长，又奈何？

岐伯曰：补水以衰火者，益水之药宜重；补水以长火者，益水之药宜轻也。

应龙曰：善。

陈士铎曰：人身之逆，全在肾水之不足。故补逆必须补水，水足而逆者不逆也。

移寒篇第八十

【原文】

应龙问曰：肾移寒于脾，脾移寒于肝，肝移寒于心，心移寒于肺，肺移寒于肾，此五脏之移寒也。脾移热于肝，肝移热于心，心移热于肺，肺移热于肾，肾移热于脾，此五脏之移热也。五脏有寒热之移，六腑有移热无移寒，何也？

岐伯曰：五脏之五行正也，六腑之五行副也。五脏受邪，独当其胜；六腑受邪，分受其殃。且脏腑之病，热居十之八，寒居十之二也。寒易回阳，热难生阴，故热非一传而可止。脏传未已，又传诸腑，腑又相传。寒则得温而解，在脏有不再传者，脏不遍传，何至再传于腑乎？此六腑所以无移寒之症也。

应龙曰：寒不移于腑，独不移于脏乎？

岐伯曰：寒入于腑而传于腑，甚则传于脏，此邪之自传也，非移寒之谓也。

应龙曰：移之义若何？

岐伯曰：本经受寒，虚不能受，移之于他脏腑，此邪不欲去而去之，嫁其祸也。

应龙曰：善。

陈士铎曰：六腑有移热，而无移寒，以寒之不移也，独说得妙，非无徵之文。

寒热舒肝篇第八十一

【原文】

雷公问曰：病有寒热，皆成于外邪乎？

岐伯曰：寒热不尽由于外邪也。

雷公曰：斯何故欤？

岐伯曰：其故在肝。肝喜疏泄，不喜闭藏。肝气郁而不宣，则胆气亦随之而郁，胆木气郁，何以生心火乎？故心之气亦郁也。心气郁则火不遂，其炎上之性，何以生脾胃之土乎？土无火养，则土为寒土，无发生之气矣。肺金无土气之生，则其金不刚，安有清肃之气乎？木寡于畏，反克脾胃之土，土欲发舒而不能，土木相刑，彼此相角，作寒作热之病成矣。正未尝有外邪之干，乃五脏之郁气自病。徒攻其寒而热益盛，徒解其热而寒益猛也。

雷公曰：合五脏以治之，何如？

岐伯曰：舒肝木之郁，诸郁尽舒矣。

> **陈士铎曰**：五郁发寒热，不止木郁也。而解郁之法，独责于木，以木郁解而金土水火之郁尽解。故解五郁惟尚解木郁也，不必逐经解之。